Chakra Healing

快速學會！

脈輪療癒實用指南

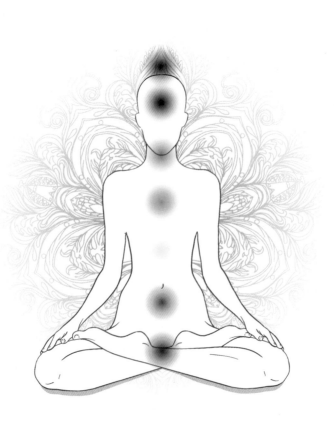

前言 ● ● ● ● ● ● ●
FOREWORD

脈輪療癒是一門強大的藝術，能夠改善生活的各個面向，很高興在此與你分享我對脈輪的熱愛，讓你也能從中學習療癒自己。

在 PART 1，我將會介紹脈輪的概念，協助讀者建立關於能量中心的正確基礎認識。如果你對脈輪還很陌生，需要入門程度的概觀介紹，建議可以從這裡開始閱讀。

如果你準備好更深入了解每個脈輪的詳細運作方法，請先翻到第 22 頁，這裡開始有不同脈輪的示意詳解。如果你很好奇想認識冥想、瑜珈、水晶療癒等各種修練脈輪的方式，請翻閱始於第 37 頁的〈駕馭你的脈輪力量〉章節。

無論你是否了解，脈輪是影響日常生活諸面向的重要驅動因素。PART 2 談論表現在身心靈與情緒層面的常見失衡情形，提供著手療癒這些失衡情形的有用技巧，請一次從一個脈輪入手。

若要進一步了解自己哪些脈輪需要平衡，請翻至第 58 頁，尋找你目前正在對抗的症狀或病痛。

一旦識別出所要平衡或療癒的一或多個脈輪，請運用自第 88 頁起的脈輪療癒技巧開始修練。

希望你會發現書中傳授的知識能引領你更貼近理想的生活方式。祝你閱讀愉快、療癒愉快！

目　錄 ●●●●●●●
C O N T E N T S

引言　　　　　　　　　　　　　　　　　　　　　　008

PART

1

具有強大力量的脈輪系統

CHAPTER 1：脈輪概觀　　　　012

何謂脈輪？　　　　　　　　　　　　　　　013

專欄　感受你的脈輪　　　　　　　　　　015

脈輪的療癒力量　　　　　　　　　　　　016

・脈輪療癒的迷思　　・療癒前的事先提醒

脈輪的基礎認識　　　　　　　　　　　　019

專欄　啟動你的昆達里尼能量　　　　　020

海底輪　　　　　　　　　　　　　　　　022

臍輪　　　　　　　　　　　　　　　　　024

太陽神經叢輪　　　　　　　　　　　　　026

心輪　　　　　　　　　　　　　　　　　028

喉輪　　　　　　　　　　　　　　　　　030

眉心輪　　　　　　　　　　　　　　　　032

頂輪　　　　　　　　　　　　　　　　　034

CHAPTER 2：修練脈輪　　　　036

駕馭你的脈輪力量　　　　　　　　　　　037

・冥想與觀想　　・改變舊習慣　　・瑜珈　　・水晶　　・精油

・飲食　　・維持日常生活的平衡　　・你的神聖療癒空間

專欄　靈氣、針灸與脈輪　　　　　　　　050

PART

2

療癒你的脈輪

CHAPTER 3：常見症狀與病痛　058

成癮　059

腎上腺疲勞　060

憤怒　060

厭食症與暴食症　062

焦慮　062

氣喘與過敏　063

背部疼痛　064

癌症　065

共依附症　066

衝突　067

便祕　068

憂鬱症　068

消化問題　069

與自我和他人斷絕連結　069

疲勞　070

恐懼　071

悲痛　071

罪惡感　072

頭痛　073

痔瘡　073

髖部疼痛　074

不孕　074

顎部疼痛、顳顎關節疼痛　075

腿部疼痛 076

孤獨 076

頸部疼痛 077

神經病變 078

恐慌發作 078

坐骨神經痛 079

自我憎恨 080

性虐待 080

羞恥感 081

鼻竇疼痛 082

性傳染疾病 082

皮膚問題 083

胃部疼痛與異常 083

壓力 084

甲狀腺異常 085

子宮肌瘤與卵巢囊腫 086

體重問題 086

CHAPTER 4：療癒修復與治療 088

海底輪 089

　·冥想　·水晶　·精油　·瑜珈　·其他技巧

臍輪　　095

　・冥想　・水晶　・精油　・瑜珈　・其他技巧

太陽神經叢輪　　101

　・冥想　・水晶　・精油　・瑜珈　・其他技巧

心輪　　108

　・冥想　・水晶　・精油　・瑜珈　・其他技巧

喉輪　　114

　・冥想　・水晶　・精油　・瑜珈　・其他技巧

眉心輪　　120

　・冥想　・水晶　・精油　・瑜珈　・其他技巧

頂輪　　126

　・冥想　・水晶　・精油　・瑜珈　・其他技巧

療癒多個脈輪　　132

　・冥想　・水晶　・精油　・瑜珈

附錄 A：瑜珈姿勢　　136

附錄 B：水晶　　148

索引　常見症狀與病痛　　165

致謝辭　　168

引 言 ●●●●●●●●
INTRODUCTION

　　新病人 B 女士第一次走進辦公室時，我能感受到她面對生活的沮喪。任何一名新病人穿門而入，我都會「聆聽」其脈輪所要說的話。

　　一開始的會診，B 女士想要進行紓解壓力與腳踝痛的針灸治療。身為持有執照的針灸師，我運用的是傳統中醫，首先透過把脈、觀舌來評估她的臟器健康情形。但如同大多數的病人，B 女士之所以上門求診，是因為還有比生理問題更深層的因素。我知道 B 女士想要處理的，不只是工作帶來的腳踝痛與壓力，這一點，甚至她自己也尚未意識到。

　　從小到大，我一直是共感人（empath）。你可能是第一次聽說這個詞，共感人一詞源於同理心（empathy），意指直覺會同理他人感受、幾乎如同親身感受的人。我和許多人一樣，並非立即就理解什麼是共感人，而且不懂如何欣然接受這項直覺天賦。我經常遭人冷眼，被認為過度敏感或難相處。因此，在努力融入人們的過程中，我會與那部分的我斷絕連結。顯然，生性敏感對我造成了困擾！但是，當我們將真實的自我封閉，身體就時常會透過身心靈與情緒的症狀「頻頻發話」，直到我們予以關注，並且矯正現況。

B 女士與我討論她的健康情形和求治症狀時，我感受到她心懷恐懼。無獨有偶的是，很快她就告訴我自己厭惡當時的工作，感覺自由創意遭到扼殺。她真正渴望的是成為一名瑜珈指導師，以及從事有關療癒和整體健康的寫作，但是她對獨立開創一番事業感到恐懼。她不相信自己的內在智慧，在人生進程中一直承受過往的苦痛，那些阻礙她邁向目標的苦痛。

透過針灸、靈氣（Reiki）、水晶修練與寬容，B 女士很快就顯得精神奕奕，平衡了原本她不允許自己感受（且令她無法感受喜悅）的情緒，同時正面看待想以自由創意方式表達自我的做法。她辭掉討厭的工作，完成瑜珈訓練，開始為康健網站寫作。到治療結束時，她的腳踝痛已經消除。不久之後，她只為保養護理而來。

我們與 B 女士一樣，都在創作自己的故事——述說我們如何生活的故事。有些故事很真實，但通常大多數都已過時。在許多情況下，我們體內承載著這些虛假故事造成的痛苦。更確切來說，我們承載痛苦的地方是在能量中心，又稱作「脈輪」。透過認識我們每個人個別能量系統的承載內容，能夠讓我們更有力量進行深度蛻變，成為原本注定的耀眼生命。讓大家熟悉脈輪承載的內容，因此得以從內療癒自我，這正是本書的目的。

無論你是剛開始探索脈輪世界與能量療癒，需要基礎入門書的新手，或是已經擁有深厚系統知識，想要複習基礎的人，這本書都將協助你認識脈輪、照護脈輪，進而療癒自己。

第一部分將協助你建立脈輪系統的基礎知識。第一章會介紹體內七大能量中心的特質與力量，讓你更加了解保持脈輪平衡且暢通無礙的重要性。在第二章中，你將會學習到為保持脈輪系統健康而發展出的各種療癒技巧。認識這些不同的技巧，能夠協助你找到最適合自己的療癒方法。

PART

1

· · · · · ·

具有強大力量
的脈輪系統

1

脈輪概觀

本章將對脈輪作一介紹，包括何謂脈輪、如
何感受到脈輪、脈輪如何運作、脈輪療癒工
作的一些迷思與提醒，以及如何安全地疏通
能量中心。你將會學習到每個脈輪的特色、
能量阻塞的可能原因，以及脈輪和諧或失諧
時，對於身心靈健康有何影響。

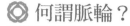

何謂脈輪？

對於你的肉體，你應該已經相當熟悉。你知道彎曲或伸展身體某一部位的感覺，知道肌肉是附著在骨骼上，知道神經會向四肢、軀幹和頭部發出信號，知道飲食會影響健康。也就是說，你已經能夠了解肉體各個面向如何連結，你的知覺如何透過觸摸、聞嗅、品嚐、觀看、聆聽相互知會，同時創造生活經驗。

然而，你擁有的身體不僅限於肉體。從脈輪或量子物理學的學理來看，任何事物都是能量，擁有自己的振動頻率。從構成細胞、器官、骨骼、肌肉、身體系統的基本原子，到太陽系最浩瀚的星球，一切皆由能量組成。而且，能量有許多別名：中文的「氣」、梵文的「般納」（prana）、英文的「瑪納」（mana）、自然力（Odic force）、原生質（bioplasm）、生命力能量（life force energy）等。

能量體（energy body）是超越肉體（physical body）的人體能量領域。人的肉體涵括神經系統、肌肉組織、骨骼系統等諸多層面，相互交錯疊合作用，能量體也一樣，由彼此互動的眾多層面所組成，各個層面有其特定用途，運作時整合為一。能量體每個層面集合起來，就是所謂的氣場（aura）。氣場的互動對象，除了肉體之外，還有能量中心，也就是脈輪。

脈輪（chakra）一詞源自梵文「cakra」，原意是「輪子」，首度提及的文獻為西元前約一千五百年前的古老印度經文——吠陀經（Vedas）。縱貫歷史來看，埃及、印度、中國、伊斯蘭蘇

菲教派、袄教、希臘、美洲原住民、印加、瑪雅等眾多文化都已經知道，這些能量中心或脈輪系統反映了存在宇宙的自然法則，與肉體相對應且密不可分。

脈輪是存在於每個人內部的能量渦流。這些能量渦流會將能量從周邊宇宙傳送到個人的氣場與身體，同時也在肉體和氣場各層面之間傳送能量。你可以將脈輪想成是靈性血流。血液會將氧氣、營養素、激素帶到全身各處，協助調節平衡身體，且在身體受傷時保護身體，移除體內廢物與凝塊。就像血流能夠連結和支援多個生理系統一樣，脈輪系統為肉體自我和能量自我提供連結和支援。

舉凡人類、動物、花草樹木、甚至地球等一切具有生命之萬物，內部都存在脈輪系統，亦即由能量渦流組成的活系統。人體內有七大脈輪，以及數個小脈輪。每個脈輪都與特定的器官腺體、生理機能與機能障礙，以及情緒、精神和靈性問題有關。本章稍後將會針對個別脈輪予以詳細說明。

我們接觸到脈輪內部的能量時，將會更全面地與自我連結，學習到各層級療癒自我的方法，達成真正的整全療癒。這說明了為何冥想之類以心智為基礎的實作有助於身心靈的連結、為何某些肉體活動能夠讓腦袋更清晰且專注、為何靈性修練可以療癒身心。

因為一切都是彼此相連的。

感受你的脈輪

接觸自身能量的方法是：請將雙手手掌相對，中間距離一英寸（2.54公分）。熟悉雙手之間（我們的手上有小脈輪）的溫暖與能量交換之後，將雙手稍微分開，在手掌之間「拉出」能量。然後再度靠攏你的雙手來凝聚能量。如此重複數次，試著運作雙掌之間的能量。如果一開始什麼也沒有感覺到也不必擔心。請放輕鬆、清空思緒，持續練習，保持開放態度，調整找到自己的頻率。

當你愈來愈熟悉自己的能量後，不僅能夠察覺手上的溫暖（甚至雙手遠遠拉開時也會感覺溫度增加）之外，也能感覺到雙掌之間微微的能量荷。隨著時間與耐心，你會更強烈地感受到能量荷，甚至雙手分得很開也感受得到。

同樣地，你能夠感受到自己的主脈輪。比方說，若要感受心輪，請將雙手置於胸前中央，從鼻子緩慢穩穩地吸一口氣，感受手掌下方的溫暖與內光。你不但會感受到心跳或血液奔流，還有心輪擴張的感覺。

感覺到了嗎？恭喜你，現在你正接觸著脈輪！如果你感覺不到任何東西，別擔心，隨著時間與實作，你的敏感度將會逐漸提升。

◎ 脈輪的療癒力量

脈輪的知識用於療癒和開悟（enlightenment），是古老的智慧，千百年來已為眾多古老文化所知。近來脈輪之所以受到關注，是因為我們逐漸感覺到，只重視肉體健康，並無法帶給我們全面的健康。儘管現代醫學多有突破，但感覺上還是有些東西彷彿缺失或「關閉」著，儘管我們不太能夠明確指明。

身為西醫醫師的女兒，我完全明瞭西方醫學對於健康的貢獻，並且體認它的價值。我讀著父親的醫學文獻長大，從中了解到人體的奧妙。儘管如此，我相信人們也逐漸開始意識到，可能有其他要素在影響著我們目前的健康，即便我們不明白箇中道理。

要是你知道許多我們經歷過的生理症狀（車禍等意外事件和其他直接的肉體創傷除外）是可以預防的，因為這些症狀純粹只是能量體內部未處理好而表現出來的反應，你會怎麼想呢？

現在來看脈輪。

脈輪平衡時，我們的生活完全和諧且健康良好。脈輪阻塞的話，我們最後就會感受到情緒痛苦或生病。

原因在於任何事物都是能量，當我們透過針灸、靈氣（Reiki）、冥想、瑜珈、氣功等模式來療癒與維護能量體的健康，並且改善生活型態及飲食選擇時，其實就是將可能的健康問題在肉體上表現出來之前進行療癒。

脈輪療癒的迷思

在開始詳細說明脈輪系統之前，我想先澄清一些有關脈輪療癒工作的迷思：

迷思一：脈輪療癒是外在工作。

我總是告訴我的病人，無論你是否在脈輪療癒之旅上受到療癒師的外在協助，你，終究是自己的療癒者，而非他人。儘管有時候我會使用「療癒者」一詞來述說我的角色，但療癒永遠是一項內在工作。療癒師可以在路途上引導你，但我們各自必須為自身的療癒負責。

迷思二：脈輪療癒屬於特定的宗教。

雖然脈輪系統論源於宗教文本，但脈輪療癒的認識與實作已經大幅擴展，現今受到廣泛大眾的歡迎。對於許多人而言，脈輪健康的修練已成為靈修的重要實作，與宗教並無關連。

迷思三：脈輪療癒是一種形式的魔鬼、闇黑或儀式。

若以正確的方式進行，真實的脈輪療癒與魔鬼截然不同，是將光、覺醒和意識注入身心靈，你做的可以說全都是在驅除闇黑。

療癒前的事先提醒

進行脈輪療癒時，一開始請謹記幾件事：

對自己保持耐心。我經常發現，有的人剛開始接觸到脈輪，很快就對自己失去耐心。如果沒有見到立即的進展，時常就會認

定自己失敗了。請謹記，每個人都是不一樣的，各自擁有開展自己的完美時程，每一件事都會出現在它應該出現的時刻，包括療癒。無論修練的目的是為了處理特定問題或達到開悟，脈輪療癒是一種內在探索，而非目標。因此，就像肉體療癒一樣，脈輪療癒並非彈指就能速成。不過，接受療癒施術和其他技巧可以清除能量廢物，讓能量中心更加和諧。變化需要耐心，在成果綻放的過程中，請對自己保持耐心。

別逼迫自己離開舒適狀態，或過度耗用能量。渴望與脈輪連結的人，時常會逼迫自己離開舒適狀態。但是這樣很快就會感到頭痛（真的頭痛）！一旦你開始覺得有種抗拒感時，請稍事休息。

必要時，接受療癒師的協助。你可以自行完成大部分的脈輪療癒，但有時候，有人引導會很有幫助，特別是在療癒之旅上遇到撞牆期，或者明顯疼痛影響到生活品質時。如果你選擇接受協助，請確認療癒師擁有相關證照或資格。預約之前請仔細查核，確保適切安全。

◎ 脈輪的基礎認識

　　基本上，脈輪系統由體內的七大脈輪所組成，它們各有作用且互相連結。

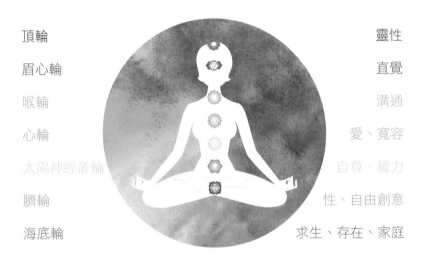

頂輪	靈性
眉心輪	直覺
喉輪	溝通
心輪	愛、寬容
太陽神經叢輪	自尊、權力
臍輪	性、自由創意
海底輪	求生、存在、家庭

　　一般認為，上方三者屬於靈性脈輪，著重在與神性（Divine）和內在高我（Higher Self，意即用上最純粹的愛、智慧與力量表現的自我）的連結。下方三者則歸類為肉體脈輪，我們成為世上人類便是以它們為基礎。靈性脈輪和肉體脈輪中間則透過心輪相連結。

啟動你的昆達里尼能量

昆達里尼（Kundalini）[1]能量是喚醒所有脈輪的原始開悟力，而且喚醒往往是全面的，幾乎同一時刻發生。這股能量雖然與生俱來，但通常處於隱伏狀態，像蛇一般靜靜臥蜷在脊柱底端或海底輪。

或許你曾聽說，修練脈輪可以喚醒昆達里尼能量。沒錯，這確實可能在一個人的脈輪開啟之後發生。但無論如何，不是閱讀本書或嘗試幾個脈輪療癒的技巧，昆達里尼就會突然覺醒。基本上，其過程需要歷經一段時間，且通常見於生活中積極規律進行靈修操練的人，方法或許是做昆達里尼瑜珈，或是持續接收或修練能量工作。

在督導之下安全漸進地進行靈修時，昆達里尼能量的喚醒會是充滿喜悅、深刻意念、心靈昇華和直覺敏銳的體驗。因此，尋求開悟者時常透過昆達里尼瑜珈與冥想等不同形式的修練，來嘗試啟動昆達里尼能量。

不過，若是透過瑜珈或其他方式（比如，與昆達里尼已經覺醒的上師〔guru〕互動），讓昆達里尼能量自然覺醒，但如果你尚未完全準備好或脈輪內有窒礙，此時能量可能會出現阻塞。大

---

1 譯註：又譯為「拙火」、「靈蛇」、「靈量」、「靈能」。

規模能量奔流全身所導致的痛苦生理症狀，有時會難以控制。在某些情況，激烈澎湃的能量可能會讓還沒準備好的新手陷入精神和情緒不穩定。因此，如果你的昆達里尼能量被自動喚醒，而你尚未準備好的話，此時至關重要的是找到一名良好的靈性導師來協助你安然度過。

此外，啟動昆達里尼並非喚醒脈輪力量唯一的方法。固然昆達里尼能量的覺醒確實禁得起時間的考驗，但其他喚醒脈輪的途徑，會比較溫和、愉快一些。

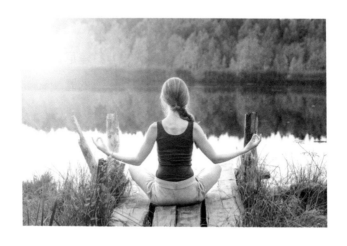

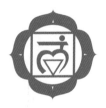

海底輪

第一個肉體脈輪是海底輪，主掌安全與安穩的感受。

當海底輪失諧時

海底輪失諧時，會喪失信任自然的能力，同時感覺能量無法接地[2]、與大地之母的連結斷絕，出現部落群體信念（tribal beliefs，與部落群體意識相關的認同）或家庭創傷方面的問題，即使知道自己最基本的原始需求（如食物、庇護處、衣服、愛）已獲滿足，內心仍然覺得不安穩，一舉一動都出自恐懼，缺乏安全感。

當海底輪和諧時

海底輪和諧時，我們會與自然深深連結，感覺能量接地，相信自然法則，能夠順應人生起落而動作。同時，我們心裡明白，自己總是豐足無虞，與群體意識和家庭有健康的連結，並且擁有安全感。

---

2 譯註：接地（ground）意指讓身體的能量連結到大地的能量，藉以將身體多餘的能量傳送到地面，或者借助大地的力量吸收與轉化負能量。

梵文名
Muladhara

別名
第一脈輪、基礎輪、根輪

位置
位於會陰部，介於生殖器與肛門之間，脊椎根部

顏色
紅色

元素
大地

肯定陳述
「我是 (I am)」

腺體
腎上腺體

身體部位
肉體、脊椎根部、腿、骨骼、腳、直腸、免疫系統、大腸、牙齒

人生課題
在「肉體面」感到安全與安穩、表明我們的基本需求、培養健康的性（生理方面）

生理功能失調
慢性下背痛、坐骨神經痛、靜脈曲張、直腸腫瘤／癌、痔瘡、便祕、退化性關節炎、膝部問題、憂鬱症、免疫相關異常、體重問題

精神／情緒課題
原生家庭與群體的安全與安穩、供應生活所需的能力、維護自己的能力

能量阻塞的可能原因
活著的恐懼、罪惡感

水晶
紅寶石、石榴石、黑色電氣石、血石髓、赤鐵礦、黑曜石、縞瑪瑙、紅碧玉、磁石、煙水晶、火瑪瑙

精油
沒藥、岩蘭草、檀香、廣藿香、穗甘松

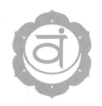

臍輪

位於海底輪上方的第二脈輪是臍輪，它與性活動、生殖活動，以及情緒和自由創意的連結最為密切。

當臍輪失諧時

我們在表達自身感受上會有困難（或者有感受切斷的情形），不懂享樂，懷著未經處理的憤怒。我們會覺得自由創意遭到扼殺，對於無法將想法傳遞至世界感到怨恨。我們可能還會遇到親密關係（柏拉圖式、浪漫的）或生殖問題，在性方面感到不穩定或不健康，還會有羞恥感。在金錢與富足方面，也可能遇到問題，有的是過度看重物質財貨的獲取，有的則是一貧如洗。

當臍輪和諧時

我們可以自由創意的方式流暢表達，懂得享樂，能夠以健康的方式分享（與表達）感受，創造和維持健康的親密關係，並且以滋養我們的方式，連結到性的情緒面向。我們內心感到平和富足，甚至可能接觸到超感應力（clairsentience，意指透過感知獲得直覺資訊的天賦）。我們也與金錢有健康的關係，輕而易舉就能在生活中取得平衡，讓自己更富足。

梵文名
Svadisthana

別名
第二脈輪、薦骨神經叢輪、骨盆輪、生殖輪

位置
位於肚臍下方 2 英寸（約 5 公分）處

顏色
橙色

元素
水

肯定陳述
「我感覺 (I feel)」

腺體
卵巢、睪丸、腎上腺

身體部位
子宮、生殖器、下椎骨、骨盆、闌尾、膀胱、髖部、腎臟

人生課題
運用情感與他人連結且未喪失自我認同、自由表達與健康的（情感上的）性

生理功能失調
慢性下背痛、坐骨神經痛、婦科問題、骨盆痛、陽痿、性冷感、子宮／膀胱／腎臟問題

精神／情緒問題
罪惡感與責怪、金錢、性愛、權力與控制、自由創意、倫理、與人關係中的尊重

能量阻塞的可能原因
性虐待或創傷、強暴、性別問題

水晶
紅玉髓、琥珀、月亮石、珊瑚、橙色電氣石、日長石

精油
伊蘭伊蘭、檸檬、廣藿香、花梨木、檀香

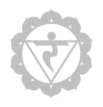

太陽神經叢輪

位於臍輪上方的脈輪，就是對應我們人格、自尊與價值感的太陽神經叢輪。

當太陽神經叢輪失諧時

我們會有支配和控制的需求，渴求名望而裝門面，做任何事都深覺不如人。總之，我們不看重自己，甚至可能表現出自我憎恨。我們可能會把自身權力讓給他人，失去自我意識。

當太陽神經叢輪和諧時

我們會感受到自我處於中心且完整，了解自我的價值，以健康的方式發展個人權力，並且接觸到我們的內心戰士。靈性與物質世界之間有所平衡，我們會發展出更高度的容忍力與包容心（接受自身與他人），感受到內在的平和與沉靜。

梵文名
Manipura

別名
第三脈輪、權力輪

位置
位於肚臍上方 2 英寸（約 5 公分）處

顏色
黃色

元素
火

肯定陳述
「我能夠 (I can)」

腺體
胰臟、腎上腺

身體部位
腹部、胃、上段腸道、肝、膽囊、脾臟、中段脊椎

人生課題
憑藉自我賦能與自尊來體察自我的深度、實踐生命任務或靈魂的生命目的

生理功能失調
關節炎、胃潰瘍或十二指腸潰瘍、結腸／腸道問題、胰腺炎／糖尿病、慢性或急性消化不良、厭食症或暴食症、肝或腎上腺機能不全、疲勞、肝炎

精神／情緒問題
信任、恐懼、受威脅、自尊、自信、自重、關懷自己與他人、為自身決定負責、對於批評的敏感度、個人榮譽

能量阻塞的可能原因
過度或被壓抑的憤怒、控制問題（特別是與權力相關的領域）

水晶
黃水晶、琥珀、黃色托帕石、黃虎眼石、黃瑪瑙、髮晶

精油
檸檬、薰衣草、花梨木、羅馬洋甘菊、迷迭香

心輪

心輪同時連結了我們的肉體與靈性面向。由於它處於連結肉體與靈性脈輪的中樞位置，我們也是經由它而接觸到內在高我，與外在世界（甚至宇宙）建立關聯。

當心輪失諧時

我們會與自我失去連結，難以珍愛自己或真誠地付出愛，不覺得自己值得被愛（因此有接受愛的困難），無法了解真實的自己而導致憂鬱症（缺乏與自我的連結所致）。

當心輪和諧時

我們會與自我充分連結，輕易就能孕育喜悅，愛自己且接受自己（連帶擴展到他人）。我們會真誠地付出愛和接受愛，培養出對自己與他人的寬容心。

梵文名
Anahata

別名
第四脈輪

位置
位於胸部中央

顏色
綠色

元素
空氣

肯定陳述
「我愛 (I love)」

腺體
胸腺

身體部位
心臟、心包膜、循環系統、肺臟、肩膀、手臂、肋骨、乳房、橫膈膜

人生課題
體察寬容心及與自我和他人的連結

生理功能失調
鬱血性心臟衰竭、心臟病、心臟疾病、氣喘／過敏、肺癌、支氣管肺炎、肺臟疾病、乳癌、高血壓

精神／情緒問題
愛與仇恨、忿恨、悲傷、自我中心、孤獨、原諒、寬容心、希望、信任

能量阻塞的可能原因
被壓抑的痛心或悲傷

水晶
薔薇石英、祖母綠、綠色電氣石、玉、綠方解石、綠色藍晶石、貴橄欖石

精油
玫瑰、天竺葵、橙花、玫瑰草、佛手柑、薰衣草、香蜂草、伊蘭伊蘭

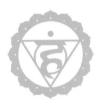

喉輪

第一個靈性脈輪是喉輪,它與我們的真實聲音有密切的關聯,這裡結合了信念與理解。

當喉輪失諧時

我們會難以述說自身事實或表達自我,覺得自己所說的話遭消音且受評判,感覺與自我不一致,並且感受不到求生意志。

當喉輪和諧時

我們會擁有強烈的求生意志,能夠追求自己的夢想。我們述說自身事實,說出真正的想法,並且說話算話。我們能輕而易舉且有創意地表達真實的自己,傾聽我們的內在聲音,取得沉默與言語之間的平衡。

梵文名
Vishuddha

別名
第五脈輪

位置
位於正面脖子底部的鎖骨凹陷處

顏色
淺藍色

元素
聲音

肯定陳述
「我說（I speak）」

腺體
甲狀腺、副甲狀腺

身體部位
咽喉、氣管、頸椎、口腔、牙齒和牙齦、食道、下視丘、肩膀、手臂、手

人生課題
述說和接受事實

生理功能失調
喉嚨嘶啞或痠痛、口腔潰瘍、牙齦問題、顳顎關節症（TMJ）、肩頸僵硬、脊椎側彎、淋巴結腫大、甲狀腺問題

精神／情緒問題
意志強烈、個人表達、追求夢想、用個人力量來創作、決策的選擇與能力、成癮、判斷、批評、信念

能量阻塞的可能原因
自我表達困難、言語保留或嚥下想說的話、壓抑自由創意天賦

水晶
綠松石、藍色藍晶石、海藍寶石、天青石、菫青石、方鈉石、青金石

精油
薰衣草、迷迭香、乳香、德國洋甘菊、牛膝草

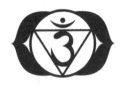

眉心輪

第六脈輪是與「第六感」有關的眉心輪，它是我們智慧、靈性洞察力和直覺的中心。

當眉心輪失諧時

我們只專注在智識，排斥自身所有的靈性面向。我們不相信（也意識不到）直覺，只能看見生活中的屬世現實，對於內在智慧深感恐懼。

當眉心輪和諧時

我們會將直覺和體悟引入日常生活各方面，相信內在視覺（inner vision），按照直覺所告訴我們的行事（這樣會更強化直覺）。我們擁有超越肉眼可見的深沉認識，甚至接觸到靈視力（clairvoyance，意指透過視界及視覺獲得直覺資訊的天賦）。

梵文名
Ajna

別名
第六脈輪、第三眼輪、前額輪

位置
雙眉之間

顏色
靛青色

元素
光

肯定陳述
「我看見 (I see)」

腺體
松果體

身體部位
腦、神經系統、眼、耳、鼻

人生課題
運用洞察力和直覺，忽略物質
面

生理功能失調
腦腫瘤／腦出血、中風、神經
障礙、失明、失聰、全身脊椎
問題、學習障礙、癲癇、頭痛、
視力模糊

精神／情緒問題
自我評價、誠實、智性能力、
適切感、對於他人想法持開放
態度、從經驗學習的能力、
EQ 情緒智能

能量阻塞的可能原因
缺乏對於直覺的信任

水晶
青金石、紫水晶、螢石、鋰雲
母、鋰鈉大隅石、藍黝簾石、
白水晶、星彩藍寶石、藍晶石

精油
薰衣草、乳香、檀香

頂輪

最後一個靈性脈輪是頂輪，我們與神性和內在高我的連結正是源自於此。

當頂輪失諧時

我們會覺得與神性／源起／宇宙／神完全斷絕連結，甚至可能對神感到憤怒。很容易就質疑自己的人生道路和生活，內心抑鬱、孤獨、對生活不滿，且無法擺脫焦慮與恐懼。

當頂輪和諧時

我們會認識到一體性（Unity），也就是一切相連的概念。我們了解到自己是神性的個體映射，相信自己與神性相連結，領悟到自身的個人認同超越物質表相。我們也更能輕易地提升意識境界。

梵文名
Sahasrara

別名
第七脈輪、冠輪

位置
位於頭頂中央

顏色
紫色、白色、金色

元素
思想

肯定陳述
「我知道 (I know)」

腺體
腦下垂體

身體部位
肌肉系統、骨骼系統、皮膚、
大腦皮質、中樞神經系統

人生課題
體驗生命的神聖意義

生理功能失調
能量異常、憂鬱症、與生理異
常無關的慢性疲憊、對於亮光
／聲音／其他環境因素極度敏
感、混淆、冷漠、疏離

精神／情緒問題
相信生命的能力、價值、倫理、
勇氣、無私、宏觀能力、信念、
靈感、靈性、奉獻

能量阻塞的可能原因
缺乏對於神性或生命的信任、
對神性的憤怒未獲紓解

水晶
紫水晶、白水晶、閃靈鑽、拉
長石、月亮石、透石膏、矽鈹
石、紫鋰輝石、魚眼石、白色
托帕石

精油
乳香、薄荷、檀香、蓮花

2

修練脈輪

本章將討論的修練是作者為駕馭脈輪力量，
最常使用哪些方法，這些方法又是如何發揮
效果，同時針對何時適合接受專業針灸或靈
氣治療來輔助脈輪療癒，分享相關的意見。
關於如何維護平衡的脈輪系統，以及如何在
家中或辦公室內打造神聖的療癒空間，也將
會提供建議。

◎ 駕馭你的脈輪力量

居家可以使用的脈輪療癒輔助方法很多元，包括觀想與冥想、改變舊習慣、做瑜珈、使用水晶和精油，以及充分善用食物。由於不同的人會對不同的療癒技巧感興趣，本書涵蓋了一系列的方法。一個技巧未必優於另一個，通常我會建議病人選擇他最感興趣的療癒技巧。

話雖如此，如果你經驗的是生理問題，先從飲食改變、瑜珈、按摩、針灸和其他身體實作開始會有幫助。如果你苦苦掙扎的問題與精神或心靈有關，冥想、水晶實作或精油會是很好的起始點。

冥想與觀想

冥想是一種心智練習的方式，訓練心智保持專注在特定對象、目標或感覺，如呼吸。

目的

冥想是使精神叨絮（mental chatter）沉靜下來的一種方法，規律練習有助於轉化意識，促進內在平和、頭腦清醒、正向情緒、深刻認識、全神貫注，以及幫助我們在感覺潰散時，將能量接地。透過保持專注在特定事物，諸如呼吸、梵咒或其他工具，讓精神不再混亂，不再迷失於思緒、情緒或其他精神干擾中。冥想亦可包含觀想，從中產生特定目的之精神影像。想像脈輪中的顏色或流動，能夠幫助你與脈輪連結及強化脈輪。

由於冥想涉及覺察分心思緒的能力，並且不評斷情緒，因此，我們會學習到控制自己的刺激反應，否則可能產生痛苦或煩惱的反應。這項技巧稱之為「正念」（mindfulness），可以作為日常生活中培養冷靜與寬容心的極有力工具。就本書目的而言，它也是與脈輪連結、強化脈輪的方法。你可以用冥想來接觸特定的能量中心，協助加強你與肉體和能量體的連結。

如何實踐

冥想的方式有很多種：你可以坐著或躺下，可以在靜止時，或者在進行如走路、創作藝術、演奏音樂或寫日記等活動時冥想。有的人一天練習五至十分鐘，有的人冥想更長的時間。本書 PART 2 涵蓋各種有助於療癒不同脈輪的冥想練習，一次大多不超過五至十分鐘。

為何具效／如何具效

冥想是歷經時代考驗的實作，在最近幾年重新引起人們的興趣。毋庸置疑，這是因為人們想在忙碌的生活型態中潛身於能夠沉靜心靈，產生平和的方法！但這並非只是一種流行時尚。事實上，2016 年刊載於《意識與認知(Consciousness and Cognition)》期刊的一項研究發現，只要進行冥想一段時間，便能減少憤怒的生理症狀，無論新手或經驗豐富的冥想者皆是如此。

使用此一方法的優缺點

優點：正面來說，冥想隨時隨地都能進行，時間長短不拘。

它能夠建立與自我更深入的連結，讓我們更容易轉換到較高層次的意識。冥想也能幫助我們獲得自我療癒的能力，產生正念，這之後會為我們的餘生帶來平和。此外，由於冥想實作建立在自身之上，對於你可能已經學會的所有自學練習皆有幫助。

缺點：兩個字：「心猿」（monkey mind）。你的頭腦可能會在冥想實作時想要分心，這通常是由於喚起當日的工作事項（例如晚餐要吃什麼）或一直在迴避的思緒（如存款方面的擔憂）。就算是經驗豐富的冥想實作者，也會經歷心猿。冥想之所以稱為「實作」，原因在於：運用冥想來培養深度自覺與內在平和是需要時間的，並非一朝一夕就能快速搞定。

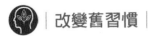 ## 改變舊習慣

打破舊有的壞習慣、建立更健康的新習慣，這樣做可以幫助你療癒失衡的脈輪。

目的

行為與生活型態的改變可以幫助我們中斷日常慣有的思考模式，以及對環境的反應。無論是我們長久秉持的自我信念，或是與他人互動的方式，往往藉由意識上的轉變，就能在某種程度上療癒脈輪的失衡狀態。

如何實踐

打破舊習慣的第一步是對自己的壞習慣、對特定脈輪裡存在的問題建立相關意識。一旦我們意識到問題行為或壞習慣，就可逐漸改變行為，或做出不同的反應。

例如，試想你在一段戀愛關係中沒有為自己發聲。沒有表達自己的需求與渴望，可能意味著喉輪失衡。若要中斷此一模式，你可以在每當激烈爭論，發現自己停下不說話的時候，默默記在心裡。一旦意識到自己的沉默，請停止這樣做，尋求做出不一樣的反應。然後，使用新的反應。任何新的反應都能達成這項目標，當然，較為健康有效的反應會比不健康或魯莽的反應更有助益。或許，你可以選擇與伴侶溝通，讓他們能夠聽見你對激烈爭論的感受。這種做法有助於療癒喉輪的沉默模式，讓一個「閉口不語的人」轉變為「努力進行實質溝通的人」。

改變舊模式的意識需要練習與耐心。無論如何,只要做得夠久,就能打破不再適合我們的舊習慣,建立更健康良好的習慣。

為何具效/如何具效

這個方法有效的原因在於,面對反覆出現的問題,在調整處理方式的過程中,我們會更積極改變不再適用的舊有模式。只要持之以恆的練習,我們就能消除特定脈輪中的舊有模式與信念。

使用此一方法的優缺點

優點:方法有效!採納新習慣,用之取代負面的舊習慣,這會帶來正面、健康的結果,即使你尚未完全與脈輪系統連結也會有效。

缺點:在新模式固定下來之前,可能需要時間且多次重覆練習(還需要耐心)。

瑜珈

瑜珈的形式眾多，最常見的瑜珈實作是將焦點放在「體位法（asana）」，以強化身、心、靈為目標，進行一系列的身體姿勢和呼吸練習。

目的

體位法是集合一套身體姿勢的瑜珈方法，這些身體姿勢能夠增強體力與耐力，旨在透過動作建立身體意識和與身體的連結。體位法瑜珈是在身、心、靈各個層面追求自我轉化的絕佳工具。

如何實踐

透過身體練習與呼吸，我們將精神與身體組織相連結。各式各樣的瑜珈姿勢能夠開啟體內諸多位置，增進脈輪的意識和平衡。練習瑜珈體位法時，我們將身體移動到不同的姿勢，然後維持姿勢一定時間。同時，我們會用不同的方法控制呼吸，讓能量循環全身，並且修練正念。瑜珈的類型多樣，有些類型對於平衡脈輪特別有助益。如昆達里尼瑜珈，它運用特定的身體姿勢、唱誦、呼吸技巧和冥想，能嘗試喚醒流貫脈輪的昆達里尼能量。

比較進階的瑜珈姿勢會有較高的受傷風險（如頭倒立式和肩倒立式，皆不適合新手或頸部負傷者），應在受過專業訓練的瑜珈老師從旁引導支援之下完成。

為何具效／如何具效

瑜珈有助於將極其重要的生命力注入脈輪，建立脈輪意識和

開啟脈輪。一般而言，透過知覺經驗，瑜珈能夠協助我們接地。對於經常把過多時間用在腦袋、全力從事精神活動，較少紮根於大地能量，或完全專注於身體的人來說，瑜珈特別有助益。它也能夠讓人注意自己的姿勢會如何影響我們生活上的動作。

例如，我們在經驗悲傷時，往往會將肩膀向前傾，造成身體呈現凹曲線的動作。從能量體的觀點來看，我們這樣做是為了保護心輪。不過，如果長時間維持此一姿勢，可能會產生肩膀或上背部的生理問題。練習瑜珈能夠幫助我們意識到肩膀與上背緊繃，進而介入處理，予以緩解。

使用此一方法的優缺點

優點：瑜珈需要進行大量身體運動，所以是一種絕佳的練習形式。瑜珈課通常會在安靜的練習室進行，所以能夠讓人放鬆，極有利於壓力管理。由於瑜珈能培養身體意識，有的人發現它有助於實踐更健康的飲食習慣，以及其他正面的生活型態改變。此外，瑜珈通常不需要很多昂貴的設備。

缺點：瑜珈課可能很昂貴，而且未必能夠配合每個人的行程。雖然線上有許多免費的瑜珈影片，但是對於初學者來說，學習上有一定的難度，因為沒有老師的引導，可能很難得知練習的特定姿勢是否正確。部分新手會在維持瑜珈實作的姿勢、能量轉換和身體用力時有疼痛感，特別是頭痛或肌肉痠痛。瑜珈練習一樣需要花時間才能獲致最佳效果，做瑜珈還要搭配自學研究和練習靜定，對於脈輪療癒才有真正的助益。

| 水晶 |

水晶用於引出或重導能量，以及發展與特定礦石相關的力量。它們也有重新平衡和療癒的作用。

目的

使用水晶和礦石進行療癒，能夠幫助我們與天然的大地能量接合，滋養我們的力量與天賦，並且對於釋放無用能量、啟用天賦、恢復平衡、療癒、提升意識皆有助益。水晶的使用方式有許多種，可以用來應付不同型態的挑戰。

如何實踐

用水晶進行療癒的方式有很多種。一種常見的方式是隨身攜帶一塊小型水晶，無論配戴作為項鍊、耳環、手鐲，或者放在口袋中攜帶皆可。隨身攜帶水晶的話，它的能量頻率會整天持續與你共振。另一種用礦石修練的方式，特別適合於進行脈輪療癒的時候使用，躺在一個舒適的地方，將對應特定脈輪的水晶放在該脈輪上面，讓自己開始冥想（或單純清空思緒），此時，無論你正在釋放特定脈輪、涵養天賦、打破慣有模式或致力追求其他目標，礦石對於進行中的修練皆有增效作用。另一使用水晶的絕佳方式是冥想時用左手（接收手）握水晶，這樣就能接收到有益療癒的水晶振動。

為何具效／如何具效

記得我們先前討論過，其實萬物皆是能量，各以自有的特定

頻率振動。水晶也是，它們各有特定的振動與用途。選用水晶來輔助特定目標，或者允許自己受特定的水晶吸引，會讓自己與該礦石的振動同步，並且直接作用於能量體（通常對於肉體也有增益之效）。例如，薔薇石英不只有益心輪，也有助於降血壓，這些全都有關聯。

使用此一方法的優缺點

優點：水晶外觀賞心悅目、效果良好、使用容易，且擁有多重功能。同時，水晶療癒的效果很容易就能感覺得到；手握最適合當下修練部位的水晶時，你真的能夠感受到手中的搏動。

缺點：要熟悉如何使用水晶進行療癒，需要一些時間。有的水晶所費不貲，即使覓得合適的水晶也有可能難以下手，不過，隨著網路越來越便利，讓我們更容易用優惠價格找到所需的特定水晶。

| 精油 |

精油療法是一種古老的療癒實作，運用存在於某些植物中芳香的天然化合物，發揮它們療效的特性。

目的

人們發現某些花草植物具有療癒效益，遂設法將它們納入生活中，包括添加至食物中、製成藥物、局部敷用於患部，以及萃取香精。許多人已經知道精油聞起來芳香宜人，其實，每種植物還有自己特有的能量共振，能夠同時治療精微的能量體與肉體。對於思考過度的人來說，精油療法非常棒，因為它會繞過思考程序，在原始基礎的層次與我們共振。它可以幫助我們從被情緒淹沒的地方，轉換到感覺比較能夠喘口氣，得以安心邁向下一步的地方。它對身體工作（body-work）也很有用，能有助於緩解肌肉緊張，以及治療特定的疼痛類型。

如何實踐

為輔助脈輪療癒，將五到六滴特定精油塗至某一脈輪，對脈輪有接地、收攝集中、釋放或開啟的作用。將數滴選取的精油混入基底油中，再用棉球塗擦或按摩精油直入脈輪。施用精油於身上時，請先確保以基底油稀釋，特別是單獨使用會高度刺激肌膚的精油時。基底油又稱媒介油，其實就是精油媒介的意思。荷荷芭油是很適合使用的基底油，在地方健康食品店就可以找得到。你可以在塗用精油之後再結合冥想實作，會更加強化療癒體驗。

為何具效／如何具效

　　精油的用途不只聞香而已，它們能夠進入我們的能量體和肉體，經常能將兩者的連結增效，產生不同層次的療癒作用。精油對於脈輪療癒特別有效，因為精油會將高能量帶給脈輪，幫助我們與脈輪連結，加上療癒作用發生在基礎層次，得以繞過大腦直接進入內在療癒。

使用此一方法的優缺點

　　優點：精油療法的療癒作用很快就能見效。優質精油取得容易，且攜帶方便，使用精油的方式也很多元（塗在身上、在生活或工作空間擴香、製作複方精油或淡香精等）。

　　缺點：由於部分精油會刺激肌膚，不建議未搭配基底油就局部敷用在身上。還有，不建議將精油攝入體內，因為它可能會灼傷消化道，而且部分精油（視製造商而定）有摻假不純的情形。此外，雖然精油療法的力量強大，仍須搭配其他療法使用，以強化內在療癒，更有助於達到脈輪平衡。

飲食

食物不僅有維護肉體生命的作用，對於能量體同樣也有支持作用。也就是說，你吃的食物可以幫助脈輪療癒、更具活力。

目的

談到脈輪健康，由於能量體會直接連結至肉體，因此攝取什麼食物至關重要，甚至連水分的攝入也會影響健康。重視食物的選擇，就長期來看，不僅療癒身體，也能提升脈輪的振動頻率。

如何實踐

理想上，吃對支持身體系統的食物，能讓身體運作處於最佳狀態。但食物也可能引發炎症：例如，乳製品與麩質可能易使皮膚、消化和關節發炎；糖容易導致多處身體部位和系統發炎。

對多數人來說，飲食中攝取大量糖分會產生負面影響。另一方面，移除飲食中的高加工食材，如精製白麵粉與白糖，一項簡單的改變就能改善多方面的健康。食用愈多自然純淨的食物，也就是低度加工、永續環保、當季時令、有機、使用當地食材、少添加物，或以更多完整天然的食材製作的食物，你的肉體會從中受益。肉體受益，能量體也會跟著受益。

為何具效／如何具效

食用純淨食物對於肉體與能量體的健康有支持作用。建立何種食物對身體有用、何種食物沒有用的意識，將有助於全身系

統，如增進細胞和骨骼的成長、肌肉、器官與腺體健康，還有心理功能，進而擴及使能量體受益。

使用此一方法的優缺點

優點：要以食物來支持肉體與能量體，做法上有許多選擇和可能的選項，只要付諸實行，對於肉體和能量體皆有療癒作用。

缺點：健康飲食說得遠比做起來容易。純淨、有機、永續成長的食物可能價格昂貴，而且購買便利速食可能比在家料理健康食物更具誘惑力。

靈氣、針灸與脈輪

　　若要在專業人員輔助之下進行重新平衡脈輪，有幾種不同的療法可供考慮。這裡，我們會討論靈氣和針灸兩種療法。

　　靈氣是一種能量療癒技巧，靈氣療癒師所做的是將無限的生命力能量導向病人或客戶，支持他們身心靈與情緒的療癒和發展。靈氣療癒師的角色就像導管，運用「手觸」（hands on）或「免觸」（hands off）的輕柔手位來協助平衡脈輪。每次進行靈氣療癒，務必都要由持有執照的靈氣療癒師輔助進行。

　　針灸是另一種傳統技巧，利用精準的特定穴位進針來舒緩身心情緒症狀。雖然目前有關針灸是否能夠療癒脈輪未有正式的共

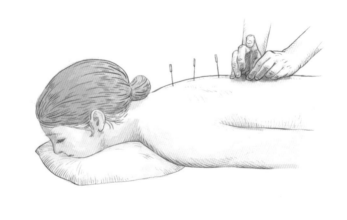

識（有的人主張它還不是一種能量療癒法），但針灸確實會移氣，而且脈輪上也有針灸穴位點。有鑑於此，用針灸來改善脈輪失衡是有可能的。然而我需再次提醒，針灸只能由持有執照的針灸師輔助進行。

維持日常生活的平衡

當我們開啟了通往脈輪力量之路，維持日常生活的高頻振動、正面能量是很重要的。為什麼呢？因為當我們在不同層次療癒自己，淨化能量密集的脈輪時，保持能量與空間的潔淨和防護非常重要，並且讓自身能量振動保持高頻共振，這樣做有助於維持脈輪的平衡。

培養正念的習慣與練習感恩：透過習慣性地練習正念，讓自己保持在當下。我們陷入反覆思考及沮喪時，時常會沉湎於過去；我們在感到焦慮時，又會擔憂未來，保持在當下才能讓我們充分展現自我。練習感恩也能提升能量振動。

透過運動身體維持能量：無論是透過瑜珈、氣功或其他體育活動，培養維持清淨身、心、靈的習慣很重要。

用神聖白鼠尾草祝福自己：神聖白鼠尾草是美洲原住民經常使用的草本植物，具有強大的淨化功用。它會清除身體或生活空間的負面能量。用神聖白鼠尾草來淨化生活空間或自身的方式稱為煙燻（smudging）。若要煙燻生活空間，請用火柴或打火機點燃鼠尾草束的尖端，等它明顯冒煙之後，用手或羽毛棒將煙揮送至家中各處，先從前門開始，朝順時針方向走，直到重新返回前門，請全程一邊揮煙，一邊祝福每一樣物品。若要煙燻自己，請用手將煙導向身體，一邊祈禱保佑身體各個部位，特別是中間一路而下的脈輪。請一邊做，一邊大聲說：「我祝福我的手臂、祝福我的喉輪、祝福我的胸部」等等。有時單獨一人進行時，請確

保將散灰輕輕拍入耐熱容器。

　　瀉鹽浴：非常容易接收他人能量的高敏感族，建議可以考慮每週或隔週做一次瀉鹽浴。此一建議也適用於想要緩解身體疼痛，特別是肌肉痠痛的人。瀉鹽含有鎂，很容易在沐浴時透過皮膚吸收。鎂有助於緩和肌肉與其他身體疼痛，以及紓解壓力。此外，也有助於淨化氣場，對於經常把工作帶回家者、通勤困難者、在惡質的辦公室環境工作者，或經常需要與難相處的人打交道者特別有助益。瀉鹽浴對身體系統有良好的排毒效果，甚至可以用來預防感冒。

｜你的神聖療癒空間｜

　　若要建立一個神聖療癒空間，可以設置居家聖壇，且建議放置以下物品：

　　神聖白鼠尾草束：如同先前所提及的，神聖白鼠尾草的用途是煙燻自身與場所。若要煙燻生活空間，請用火柴或打火機點燃尖端，等它明顯冒煙之後，將煙揮送至所要煙燻的的空間區域。

　　聖木：帕洛桑托（Palo Santo）在西班牙語中即聖木（holy wood）之意，是一種生長在中南美洲的樹。它能淨化能量，強力驅散負能量，尤其是惡靈。它的用法多與神聖白鼠尾草相同。

　　羽毛棒：無論是單根大羽毛或由一束羽毛組成，羽毛棒主要用於煙燻，將煙導向所要淨化的區域。

　　耐熱容器：用於承接燃燒神聖白鼠尾草或聖木時掉落的灰燼。

水晶群：放置特殊水晶，藉以保護聖壇空間，提升聖壇的能量振動。

祖先與摯愛亡者的相片：放置摯愛亡者的相片，藉以緬懷追憶他們，維持與愛的能量之緊密連繫。如果是祖先的話，也可以向他們祈求庇護與智慧。

蠟燭：緬懷祖先時、祈求與神性／源起／宇宙／神相連結時，或是想要開啟聖壇能量時，請點燃蠟燭。

對你別具意義的神像：有的人會將具有宗教意義的神像放在聖壇上；另外有人會放上用於修練的神像。

供碗：這是盛裝水果、水、花等供物的碗或其他容器。

為了維持生活區的暢通，避免受到負面或汙濁能量的影響，最好同時要保持居家整潔。由於灰塵髒污會吸附停滯的能量，因此請定時進行實物清理，將家中雜亂減至最低。

辦公室中，建議放一些水晶在電腦、筆電或手機裝置旁邊，有助於建立更平衡的工作空間。特別是黑色電氣石，它能有效阻絕且吸收電腦與其他電子設備發散的電磁污染。

此外，在工作場所設置水晶格柵（或稱水晶網格），也是在與同事之間建立起保護場域的絕佳方法，尤其是工作環境令人極不愉快的情況下。請取四顆黑色電氣石、白水晶或透石膏，將每一塊放在工作場所（或自家、甚至床架）的四個角落，便會產生效果。

在接下來的章節中，本書將討論在脈輪失衡時出現於身體上的各種身心靈與情緒病痛、症狀和經驗，以及細細研究各個脈輪的療癒技巧。

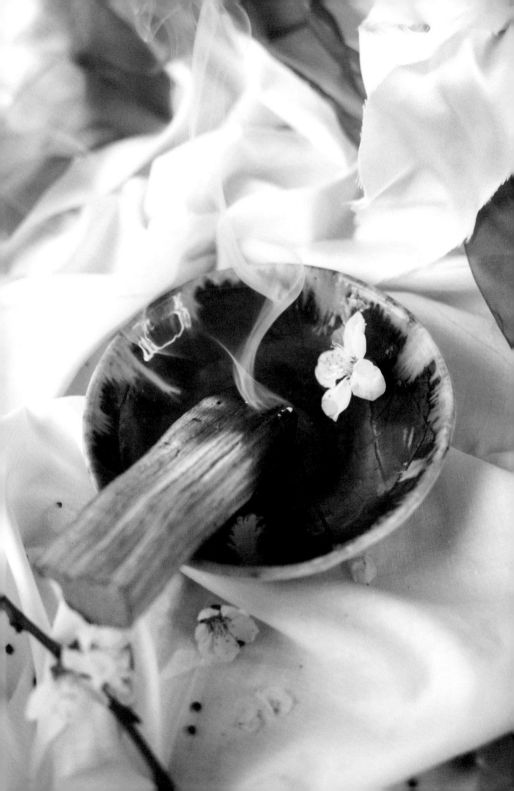

在第二部分，你將應用新知識及使用自我療癒技巧來因應常見疾病。第三章提供與失衡脈輪相關的四十多種症狀和病痛綜覽。第四章提供一系列適用於平衡與療癒脈輪系統的各種療癒技巧。

PART

2

● ● ● ● ● ●

療癒你的脈輪

CHAPTER

3

常見症狀與病痛

通常，當某個東西「停止運轉」（off）時，
最初的訊號會先出現在能量體，此時我們感
受到的是情緒與心靈症狀。如果這些症狀在
能量體內並未獲得處理，就會轉變成生理症
狀。本章中，我們將一一介紹許多常見的症
狀、病痛及受影響的脈輪，從簡單症狀（如
頸部疼痛）到複雜問題（如成癮）都涵蓋在
內。一個人可能基於不同原因而經歷特定症
狀／病痛，所以我們將會檢視各種可能的解
釋。

成癮

受影響的脈輪：主要是喉輪，但所有其他脈輪皆受影響

成癮出現於人們過度依賴合法或非法藥物、物質、食物或行為之時。長期成癮會使人在人際關係、身心靈健康、工作方面產生嚴重問題，甚至面臨法律問題。遭受成癮之苦時，我們會失去與自己、與他人的溝通，感到被迫沉默、無法表達自我。這些都是涉及喉輪失衡的特質。

雖然成癮多與喉輪有關，但其他脈輪也可能導致成癮發生或持續。當我們對自己感到羞恥，或者自行服藥以逃避處理痛苦情緒時，涉及的是臍輪。如果自我價值感低落或無力感佔了成癮一大部分，涉及的是太陽神經叢輪。如果成癮是未感受到能量接地所致，或者感覺自己像是非得這樣做才能活下去，此時海底輪可能正在呼救。如果成癮是企圖撫慰傷心哀慟，或者感覺與自我斷絕連結，則心輪實為成癮的根源。當我們感覺與神性斷絕連結且在世上孑然一身時，涉及的是頂輪。

最後，有時後眉心輪察覺超越肉眼視線所見的能力（如擁有超自然能力，或者相信未知或不明事物），也是個人成癮的部分原因；由於個人可能覺得這些超自然能力很可怕或無法理解，為了麻木這些能力而產生成癮行為。

◎ 腎上腺疲勞

受影響的脈輪：海底輪、臍輪

腎上腺疲勞是暴露於長期壓力下所致。腎上腺持續回應增升的壓力而變得不堪負荷，最終導致腎上腺健康機能不足。一般情況下，腎上腺體會引發皮質醇（cortisol，又稱壓力荷爾蒙）的分泌來協助我們應付壓力。腎上腺素（adrenaline，又稱「戰或逃荷爾蒙」）也是由腎上腺所啟動。這兩種荷爾蒙都是為了幫助我們脫離緊張情境而分泌，適合用於處理短期基礎的壓力。但無論如何，若長期持續回應壓力，會導致腎上腺疲勞患者最後只能筋疲力竭地勉強硬撐。

腎上腺疲勞的若干跡象包括全身疲倦、身體疼痛、不明原因的體重減輕、低血壓、頭昏眼花、毛髮脫落、皮膚變色（色素沉澱）。由於腎上腺是屬於海底輪和臍輪的腺體，任何有關腎上腺疲勞的問題，除了處理壓力起因本身，還要從這兩個脈輪加以探究。海底輪處理的是安全感、穩定感和能量接地，臍輪的相關特質是權力和自尊，建議可從這些面向探究生活中的失衡領域與問題。

◎ 憤怒

受影響的脈輪：主要是海底輪，但其他脈輪也受影響

憤怒本身是一種健康的情緒，能夠幫助我們捍衛自己，建立健全的界限，開始行動且做出改變，避開有害的情境。但無論如

何，若憤怒沒有表達出來、以不健康的方式疏導，或者傷害到自己或他人時，就可能導致生活不協調。

當我們對某個情境或某人感到憤怒時，根源通常是恐懼——恐懼我們的安全、生計或生存受到威脅。因此，憤怒通常會與主宰生存的海底輪共振。

但是，當恐懼轉變成為憤怒，同時也會影響其他脈輪。例如，如果我們感覺人生像是拿到一手壞牌，覺得世道不公而對神性／源起／宇宙／神感到憤怒，此時頂輪可能就需要平衡。如果我們不了解情商，無法相信肉眼不可見的事物（比如，看不見整體大局而對現狀感到挫折、不相信眼前之外另有選擇），單單只憑智商行事，涉及的則可能是眉心輪。如果我們被迫沉默或無法表達自我而引發怒火，則是喉輪處於失諧狀態。如果憤怒的原因是感覺內心遭到蔑視、專注在過往傷痛、感到孤獨或發覺難以做到寬恕，則是心輪需要療癒。如果我們之所以生氣，是因為處於不健康的權力動態（如面對惡質同事或不健康的關係），或者感到生活中事情失控，則是太陽神經叢輪處於失衡狀態。

最後，如果自由創意遭到扼殺或情緒受到壓抑，則可能是臍輪失衡。憤怒可能不斷醞釀，最後意外地爆發。遭遇性虐待或覺得性方面受到威脅時，憤怒也會產生自臍輪。

◎ 厭食症與暴食症

受影響的脈輪：太陽神經叢輪

厭食症是一種飲食異常行為，病徵是體重反常過輕、自身體重的扭曲感知，以及對於體重增加的強烈恐懼。厭食症者會嚴格限制自己的食量。另一方面，暴食症者則會暴飲暴食，接著再把食物排出體外，手段通常是催吐、服用瀉藥或進行不健康的運動。厭食症與暴食症的形成，其實都與嚴苛評斷自身外表、將纖瘦與自我價值畫上等號、嘗試控制自我形象來矯正已知身體缺陷有關，因此，這兩種飲食異常行為，皆是主宰控制、自尊與自信的權力中心——太陽神經叢輪失衡所致。

◎ 焦慮

受影響的脈輪：所有脈輪，視焦慮類型而定

偶爾焦慮通常是日常生活的一部分。然而，當強烈、過度、持續的焦慮感滲入日常時，則會使人虛弱無力。對於某些患有焦慮症的人來說，焦慮在幾分鐘之內就能急遽升級為恐懼或驚慌，導致恐慌發作（請參見第 78 頁〈恐慌發作〉）。這種情形往往會對生活品質造成干擾。

任何脈輪都可能與焦慮有關，要看焦慮是什麼類型。比方說，如果我們不覺得神性／源起／宇宙／神支持自己，頂輪失衡就會導致焦慮。如果焦慮是眉心輪失衡所致，通常原因在於我們不信任自己的直覺，以及對於未知感到焦慮。如果焦慮是喉輪失

諧所致，在需要表達自我、與他人溝通、說出自身真實感受的時候，我們會感到焦慮。如果我們執著於過往傷痛，或者反過來，因為與自身感受斷絕連結而感到焦慮，此時心輪可能處於失衡狀態。如果焦慮的原因是純粹覺得自己被一切壓得喘不過氣、感覺受到威脅、被迫捲入某種權力關係，或者人生力求表現而備感壓力，則是太陽神經叢輪失衡所致。如果涉及的是臍輪，罪惡感或羞恥感會使焦慮更加嚴重，焦慮的原因通常是尚未處理完畢的強烈情緒。有的焦慮與過去的創傷有關，特別是性創傷。如果我們對這個世上的物質生存（食物、庇護處、錢等）感到焦慮，這是海底輪失衡，讓我們感覺一直處在求生模式下。

◎ 氣喘與過敏

受影響的脈輪：心輪

氣喘是呼吸道變窄，分泌過多黏液，進而引發咳嗽、喘氣、呼吸短促。過敏是免疫系統製造的抗體，將特定過敏原識別為有害物質，即使過敏原實際上可能無害。這兩種情況都會影響生活品質。在許多情況下，兩者皆可歸因於免疫系統受損，導致呼吸窘迫，以及皮膚、呼吸道、鼻竇或消化系統發炎。不過，由於它們處於心輪的範圍，有時這類生理反應可能與心輪失衡有關，特別是若有悲傷、痛心、愛、寬容心方面的問題時。

◎ 背部疼痛

無論是上背、中背或下背的任何部位，非由生理創傷或反覆的生理壓力造成的背部疼痛，皆可能是脈輪健康的相關警訊。疼痛程度的範圍，從造成背部肌肉緊繃的慢性隱隱微痛，到限制動作幅度的急性劇烈刺痛，不一而足。

｜上背｜

受影響的脈輪：喉輪、心輪

有時候，我們沒有說出自己心裡的話，或者正在經歷椎心之痛、遭遇阻止我們愛自己的威脅，或面臨與人相愛的困難，因此導致的精神緊張實際表現在生理上，就是上背肌肉緊繃或疼痛。我們同時也會感覺孤立無援、不被愛或退縮不敢愛。

｜中背｜

受影響的脈輪：心輪、太陽神經叢輪

我們遇到與愛相關的問題時，例如感覺不被愛、執著於過往傷痛，或覺得權力受到挑戰時，可能會感到中背肌肉緊繃或疼痛。有時，由於我們被困在過去的情感中，對於自己言行所導致的局面，感到內心愧疚而飽受折磨，從而產生疼痛。

｜下背｜

受影響的脈輪：臍輪、海底輪

當我們感覺自己的富足、親密關係、自由創意表達受到挑戰，情感退縮或未予處理，遇有生存和基本需求方面的問題時，可能會經常感到下背肌肉緊繃或疼痛。當我們在財務上感覺孤立無援時，特別會有背痛的情形（此非生理創傷所致）。

癌症

受影響的脈輪：所有脈輪

癌症發生在異常細胞的增長與分裂無法受到控制時，這些細胞會滲入且破壞正常的身體組織。癌症發生的等級不一而足，且症狀隨著患部而異。部分症狀包括疲勞、體重變化、皮膚變化、可觸摸到的腫塊或皮下增厚、無法解釋的持續性肌肉或關節疼痛、無法解釋的持續性發燒或夜間盜汗等。癌症風險升高的已知因素包括年齡、生活習慣、家族病史、健康情況和環境。不過，美國梅奧醫學中心（Mayo Clinic）表示，大多數的癌症發生在不具任何已知風險因子的人身上。從能量的角度來看，癌症可能是由於經年累月的忿恨與深沉的傷痛未經處理，這些情緒被忽視或被否定，從而表現為心懷憎恨、悲傷或其他吞蝕自我的毒性情緒所致。

以下癌症是不同脈輪失衡所表現出的各部位症狀：

* 腦腫瘤：頂輪
* 肺癌：喉輪和心輪
* 甲狀腺癌、喉癌、食道癌：喉輪

- 乳癌：心輪
- 胃癌、肝癌、腸癌、胰臟癌：太陽神經叢輪
- 子宮頸癌、卵巢癌、子宮癌、大腸癌：海底輪
- 攝護腺癌、直腸癌：臍輪和海底輪

◎ 共依附症

受影響的脈輪：海底輪、心輪、太陽神經叢輪、臍輪

當人們處於失能的單方面關係，在大部分的情感和心理需求上過度依賴同伴，這種情形稱之為共依附症（Codependency）。共依附症也可以形容一種使另一人出現不負責任的行為或成癮的關係，習慣性地犧牲自身需求與渴望來幫助另一人，犧牲程度達到放棄部份自我、關係界限不清、感到自卑、內心不安穩、難以表達痛苦情緒。由於共依附關係通常是基於對拋棄和拒絕的恐懼而產生，而恐懼的行動與情感正是源自於海底輪，因此，共依附關係與海底輪直接有所連結。

共依附症通常形成於童年時期，失能的家庭致使痛苦、恐懼、憤怒或羞恥感、遭到忽視或否定，情況可能包括曾有家庭成員涉及成癮問題，或是曾遭遇身體、情感或性方面的虐待，或者家庭成員患有慢性精神或生理疾病。由於家庭傷痛未獲得解決而衍生的問題，同樣與海底輪有關。

共依附症也有心輪失衡的情形，主要原因在於，它使人更關注對他人的愛，經常忽視對自己的愛，這是與心臟中心斷絕連結

的一種型態。心輪失衡時，同時可能導致在關係方面缺乏洞察力。

進入共依附關係之後，自尊受到挑戰，因此，太陽神經叢輪也會受到影響。如果臍輪失衡，任何羞恥感、罪惡感、憤怒和忿恨等情緒都會浮現在共依附關係上，並且無法擁有健康的關係界限。

◎ 衝突

受影響的脈輪：喉輪，有時涉及太陽神經叢輪和臍輪

當我們與某人或某事發生衝突、反對當前發生或某人告知的事時，就是對於已經陳述的事情存有異議。每當我們有表達和溝通方面的問題時，涉及的是喉輪。有時，我們會避免全面衝突，採取的作法是強迫自己沉默。此時，我們會變得忿恨不平，未溝通表達的情緒持續壓抑在內心，直到最後爆發（請參見第 60 頁〈憤怒〉）。無論我們尋找衝突、避免衝突，或者發現自己被捲入衝突，喉輪都在努力想要被聽見。我們努力想要被聽見、想要表達自我，以及溝通真正的感受。

衝突也可能意味著太陽神經叢輪需要關注，因為它顯示個人權力受到挑戰；或者涉及臍輪，因為臍輪是主宰情緒的中心所在。

◎ 便祕

受影響的脈輪：海底輪，可能還有太陽神經叢輪

排便困難或排便次數減少，可能就是便祕。由於直腸和肛門處於海底輪層級，這些身體部位的失能，意味著海底輪處於失衡狀態。建議先想想看是否有引發壓力的生存問題而感到不適，如涉及飲食、衣著、住居、安全感、安穩感等原始需求的問題。由於便祕是消化系統失衡的生理結果，確保太陽神經叢輪的平衡也會有所助益。恐懼經驗、缺乏自信、缺乏自重、在接觸自身權力上感到困難，也都可能影響消化過程，導致結腸或腸道問題及其他異常。因此，太陽神經叢輪失衡可能會加重海底輪的便祕問題。

◎ 憂鬱症

受影響的脈輪：頂輪、心輪

憂鬱症發生的可能原因很多。有時，它只是暫時性的；但在其他情況下，它可能持續存在一輩子。慢性憂鬱症者往往會感到非常虛弱無力。憂鬱症可能會感受到永無止盡的悲傷、空虛、絕望，在日常活動中感受不到快樂，有時彷彿覺得人生不值一活。也可能會影響到食慾和睡眠，如讓人無法入睡或需要過多睡眠。有時，想死或自殺的念頭甚至會反覆出現。

人感到憂鬱的主要根本原因之一是深沉的孤獨感。因此，憂鬱症主要與頂輪有關。當我們感覺與外在世界、與神性相連結

時，頂輪處於開放且平衡的狀態。當我們感覺與世界斷絕連結，甚至因為自己人生的發展而對神性感到憤怒時，通常這意味著頂輪的能量處於失衡狀態。此外，心輪失衡會使人與自我失去連結，從而導致憂鬱症。

◎ 消化問題

受影響的脈輪：太陽神經叢輪

當消化困難問題出現在生理面時，我們在能量面也感受得到。如果你曾經在面對壓力或震撼消息時，出現喪失食慾，或反之極度飢餓的反應，你已經了解到太陽神經叢輪的影響力。由於太陽神經叢輪是我們的權力中心，當我們感覺權力受到挑戰時，如感到自卑、受威脅或無力等，此一脈輪會變得失衡，因此產生消化問題。

◎ 與自我和他人斷絕連結

受影響的脈輪：心輪

當我們與自我、與自己的感受、夢想、熱情和照亮自己的一切斷絕連結時，心輪是處於失衡的狀態。在許多情況下，首先表現出來的是感受不到與他人的連結而備感挫折。我們會認為自己花很長的時間獨處，但方式並非讓精神恢復活力或幫助自己感受到與自我的連結。通常，伴隨的是一般的身體不適感或對生活的不滿。我們想要感受喜悅，但卻未接觸讓我們快樂的事物。有

時，我們會感到憂鬱，這通常會在我們與自我斷絕連結時發生。我們都想與自我和他人連結，這是人類的本能。完全與自我斷絕連結的人，甚至可能沒有意識到自己是這樣。他們會固守每日行程，生活在自動導航或求生模式下，而不是心懷感恩、試圖了解自己是誰，或者連結與覺察日常活動帶給他們的感受。能夠建立日常活動的相關意識，甚至在日間就能對自己進行快速省察的人，更容易與自己建立連結，以及與心輪開啟較健康的連結。

◎ 疲勞

受影響的脈輪：太陽神經叢輪、頂輪

當疲憊不斷持續累增或休息也無法紓解時，長期處於極度疲倦的狀態之下，我們會覺得連備用能量都被消耗掉。這會影響到專注力、集中力、能量和積極性，最後影響到我們的活力。有腎上腺疲勞傾向的人，通常忙碌成性或習慣過度勞累，這是由於太陽神經叢輪失衡，導致我們會迫使自己筋疲力竭。

疲勞與我們的權力中心——太陽神經叢輪有關。當我們將自尊與自信連結到職場或人生表現時，如果計畫失敗或看起來低於預期標準時，我們會把它視為私事，然後瘋狂工作以求完美，結果導致疲勞。另一方面，如果疲勞是由於憂鬱症或自覺與神性斷絕連結所致，則是頂輪需要平衡。

恐懼

受影響的脈輪：海底輪、太陽神經叢輪

我們在意識到某人或某物危險時會感到恐懼，感覺它將對我們造成傷害或威脅我們的生存。恐懼會使大腦和器官運作產生變化，在交感神經系統中啟動一系列反應，帶領我們進入戰鬥或逃走的模式。這個適應行為會協助我們識別威脅，從動物捕食和天然災害中逃生。恐懼對於生存很有助益，但是若長期處於恐懼狀態，會對生命產生負面影響。會觸發此一原始反應的問題，部分與基本生存需求，以及生活、鄰近區域和家庭中的安全感有關。

當我們的基本需求受到威脅時，總是會產生海底輪的失衡。如果幼年就被教導要忍耐恐懼，可能會導致海底輪長期失諧，影響會及於成年。長時間處在恐懼之中也可能影響荷爾蒙系統，導致腎上腺疲勞（請參見第 60 頁〈腎上腺疲勞〉）。

感到恐懼時，可能會受影響的另一脈輪是太陽神經叢輪。通常這是原本海底輪失衡所導致的結果。感覺基本需求沒有得到支持時，會產生一種無力感和對自尊的挑戰，這兩種感受都與太陽神經叢輪有關。

悲痛

受影響的脈輪：心輪

我們失去珍愛的人或物時，悲痛是有益健康的。無論如何，如果擱置悲傷不處理、否認悲傷的存在，或者不健康地執著於無

益的悲傷不放，則可能導致心輪阻塞。如果放任不管，執著悲傷過長時間所導致的失衡，會使我們感到孤單、失去希望或更增痛苦。我們在悲傷時會傾向孤立自己。當悲傷時，部分的人需要休養期來解除壓力，處理自己的感受，這同樣有其作用。不過，由於心輪會將我們連結至對自己和對他人的愛，如果孤立自己太長時間，心輪會缺乏連結。我們必須記得與自己、還有與他人再次連結。雖然我們可能覺得悲痛會永遠持續，但所有事物都在變化，包括我們永遠被迫與摯愛分離的感受也是。

 ## 罪惡感

受影響的脈輪：臍輪、太陽神經叢輪

罪惡感是認為自己做錯事的感覺，無論這樣的感覺是否是事實。這種情緒通常與臍輪有關，臍輪不僅是各種情緒所在之處，也是與性歡愉和性情緒相聯繫的能量中心。如果我們在成長期間被教導要壓抑性和情緒，成年後生活中就會經常出現罪惡感和羞恥感（請參見第 81 頁〈羞恥感〉）。罪惡感應該是協助我們制衡事情的發展，但通常，它是阻礙我們接受歡愉的非生產性情緒，健康的歡愉是臍輪平衡時才會感受到的。由於罪惡感會影響我們的自尊和權力感，太陽神經叢輪也會受到影響。療癒罪惡感的方式，除了本書中列示的臍輪和太陽神經叢輪修復療法，一大重點是允許自己感受自我情緒，而非否定或壓抑它們。

頭痛

受影響的脈輪：眉心輪、頂輪

如果頭痛不是由生理失衡直接引起，就可能是某一處脈輪失諧的徵兆。前額痛加上鼻竇壓力和眼後壓力等會擴及前額的症狀，通常是眉心輪失諧。這種頭痛意味著，我們只專注在智識，害怕自己的靈性面向，只能看見生活中的物理現實，並且不相信自己的直覺。有時，這一類頭痛發生的原因是我們忽略自己擁有的內在智慧。收到直覺「暗示」卻未聽取，這是不尊重第三眼的智慧。比如，也許你覺得應該追求一個新機會，卻沒有這樣做。或者，你從感受到的直覺得知，與某人互動可能不健康，卻仍然與他建立關係。違反直覺暗示的行動可能導致眉心輪失諧與失衡。

另一方面，位於頭頂中央的頭頂痛可能是頂輪失衡所致，這意味著在相信人生路徑或生活上、在宏觀能力上、在強化自我信任和與神性的連結上是有困難的。我們也可能會感到孤單或對生活不滿。

◎ 痔瘡

受影響的脈輪：海底輪

痔瘡是位於肛門和下直腸的腫大靜脈，可見在肛門附近的皮膚下方（外痣）或直腸內側（內痣），與靜脈曲張類似。如果痔瘡不是排便時肛管緊縮、懷孕期間靜脈承受的壓力增加或其他諸

多生理因素所引起，則可能是脈輪失衡所導致。

由於下直腸和肛門處於海底輪層級，這些身體部位的失能，意味著海底輪處於失衡的狀態。海底輪主要與生存有關，因此會有食物、飲水、衣服、遮風避雨的住居、安全感、安穩感等原始的需求。痔瘡也與害怕放手、對過去的憤怒或心理負擔有強烈關聯。

◎ 髖部疼痛

受影響的脈輪：臍輪

髖部緊繃、緊張、肌肉痙攣或疼痛等問題，如果不是該部位的生理創傷或過度運動所致，通常是與臍輪問題有關。髖部經常會承受許多未表現的情緒，這些多是未經處理或迴避處理的情緒。

由於臍輪是各種情緒所在之處，不尊重自己面對一個情況的感受時，就會造成臍輪失衡。此外，如果我們覺得表達健康的性有問題的話，特別是與性相關的羞恥感（臍輪失衡的另一標誌），這也可能導致髖部緊繃或疼痛。

◎ 不孕

受影響的脈輪：臍輪、海底輪、太陽神經叢輪

婦女持續嘗試受孕至少一年仍未能懷孕，視之為不孕。雖然經歷不孕者為數不少，但婦女嘗試受孕時，感受到的挫折與恐懼

會產生許多壓力，有時甚至有羞恥感。這裡涉及的是臍輪，不僅因為它與子宮和生殖器有關聯，同時它也是各種情緒所在之處。許多人在與不孕奮戰時，艱苦的情緒經驗會讓他們感到疑惑：「這個決定是對的嗎？」、「我還想成為母親嗎？」、「我的伴侶是對的人嗎？」、「如果我不是個好母親，該怎麼辦？」、「這會如何改變我的人生？」

有時候，不孕歸因於生理因素，如卵子品質不佳、精子數低、無月經、卵泡刺激激素（FSH）偏高或其他問題。但很多時候，嘗試受孕者所經歷的高度壓力是重要原因之一。不孕會引發家庭方面的問題，因此也涉及海底輪。如果嘗試受孕者試圖建立家庭，卻未獲其他重要家庭成員的支持，或者擔心將不良的家庭特質傳給後代，則是其他海底輪的考量因素。由於創造新生命會挑戰一個人的自尊，經常讓人對自己的身體感到無力，所以我們的權力中心——太陽神經叢輪也會產生問題。

◎ 顎部疼痛／顳顎關節（TMJ）疼痛

受影響的脈輪：喉輪

顳顎關節連接顎骨和頭骨，作用如同開關嘴巴的滑動樞紐。顎部在每一側都有一個關節，有時顎部受傷、關節炎、遺傳或磨牙都可能導致局部疼痛。磨牙通常可以歸因於顎部承受的壓力，也可能發生在試圖忍住不說出真心話，或感覺被迫沉默的時候，這種情形與喉輪有關。使用針灸、按摩顎部控制咀嚼的嚼肌、夜

間戴護齒，都會對顳顎關節疼痛的生理面向有所助益。

顳顎關節疼痛也可能源於能量因素，感覺就像我們無法為自己發聲、說出真正想法或有效溝通。當我們感到忿恨時，也會導致顳顎關節疼痛。若要全面紓緩頸部疼痛，不只需要從生理面檢視疼痛根源，同時也要從能量面了解可能的原因。如果你發現自己在真的很想說某件事時，卻緘口不語，或者會咬緊牙關退縮起來，這時可以檢視一下你在喉輪承受了什麼，以及為何你發覺開口說出內心想法很困難。

◎ 腿部疼痛

受影響的脈輪：海底輪、太陽神經叢輪

腿部疼痛與生理創傷沒有直接相關時，通常是與海底輪失衡有關聯。有時候，腿部疼痛可以象徵抗拒生活向前推進，表現出來的可能是自我破壞行為，主要原因是害怕失敗，或者害怕真的得到想要的東西而進入權力。若是這樣，海底輪失衡也與太陽神經叢輪有關聯。不過，如果抗拒向前推進的原因是有關帳單或有關住房、食物、飲水、衣服的得失，則通常仍是海底輪的問題。

◎ 孤獨

受影響的脈輪：心輪

我們感到孤獨時，會有自己沒有與任何人相連結的感覺。這是很強烈的感受、很強烈的錯覺。心輪教導我們，所有人都是為

了愛和為了與他人連結而生（沒錯，即使是那些自認孤僻的人！）。愛是真實的存在，任何類似恐懼的東西（如感覺斷絕連結的孤獨，或是害怕斷絕連結的恐懼）則否。我們都需要連結。心輪希望我們連結，最重要的是與自己連結，但不只如此，還有與他人連結。當我們真的深深感到孤獨時，通常是因為喪失與自己的連結，這是屬於心輪的範疇。

如果你感覺孤獨，原因可能是心輪失衡，將自己封閉起來而與愛隔絕所致，或許這是敞開內心後卻受到傷害的反應，或是因為覺得自己不值得愛。當我們覺得難以仁慈善待自己時，內心也很難散發喜悅，善待自己的方式，比如慢慢做日常工作、進行照顧自己的儀式（像是有需要就休息）、用健康飲食為身體系統補充能量、讓具有鼓舞力量的人圍繞在自己身旁。我們全然充分愛自己且與心輪相連結時，無論處在何種情況，都不會真正感到孤單。

◎ 頸部疼痛

受影響的脈輪：喉輪

非由生理創傷或身體傷害（如意外事故）所致的頸部疼痛，可能是喉輪能量失衡的結果。喉輪與我們和世界互動的方式有關。當我們無法以誠實、開放的方式表達自己，或著試圖向他人隱藏自己某些部分，如恐懼或不安，就會引起喉輪失衡。比方說，這類行為可能是在一段深感不滿的關係中假裝快樂，或者退

縮不願在工作時公開發言。我們退縮不前的理由可能有很多種，但結果通常是一樣的，就是無力自由公開表達自我所導致的頸痛。

神經病變

受影響的脈輪：眉心輪

全身或在身體特定部位感到疼痛的神經病變，通常是神經受損所引起，常見原因有創傷性損傷、感染、糖尿病、化療副作用、遺傳因素或暴露在毒素下。無論如何，如果原因不是神經損傷，就有可能是與神經障礙有關的眉心輪失衡所致，例如，繼感覺與直覺斷絕連結之後，或害怕自己的靈性面向而感受到身體疼痛。在許多情況下，對於靈性自我的恐懼，意味著我們瀕臨將與內在智慧有更進一步的連結，或者其實我們擁有非常強大的直覺而害怕自身力量。因此，如果神經病變是能量阻塞所致，表現出來的就是只能專注於智識和邏輯思維，排斥任何擁有的靈性觀點，並且只關注眼前的物質世界，這些都是眉心輪失衡的呈現。

恐慌發作

受影響的脈輪：心輪、太陽神經叢輪、海底輪

恐慌發作發生於遭逢突如其來、使人失能的強烈焦慮時，通常伴隨有心悸、劇烈心跳、心律加速、盜汗、顫抖、搖晃、呼吸急促和瀕死感。當我們與心輪斷絕連結、未傾聽心輪試圖告訴我

們什麼時，可能會發生使人虛弱無力的恐慌發作。此外，恐慌與恐懼來臨時，可能觸發個人生存的原始恐懼，因此會涉及海底輪。隨著心輪感覺斷絕連結和恐懼機制的作用，自尊與自信感所處的太陽神經叢輪權力中心也會感到極度痛苦。

◎ 坐骨神經痛

受影響的脈輪：海底輪、臍輪

坐骨神經痛是從下背發散，穿過髖部和臀部，一直下到雙腿的疼痛情形。並非由脊椎創傷或其他身體損傷所致的坐骨神經痛，可能反映的是海底輪失衡。海底輪處理生存和存在的相關問題。所以，當原始需求產生問題時，比如擔心下一餐在哪裡、是否能夠租到房子、孩子們是否會獲得妥善照顧，或者經常處於害怕生活基本物質會輕易全被剝奪的恐懼中，表示海底輪並非處於和諧的狀態。

此外，從能量面來看，坐骨神經痛可能象徵對金錢和未來的恐懼。每回出現限制我們在世上行走（無論是按字面或象徵意義）的疼痛問題時，必須自問的是，我們是否有刻意限制生活向前進展，或者我們是否生活在恐懼中，害怕面對為了達成目標而接下來必須做的事情。

有時候，坐骨神經痛的原因是我們在這個世界缺乏安全感。臍輪與下脊椎、骨盆和髖部區有關，因此值得檢視一下我們是否與情緒相連結且尊重情緒、我們是否以自由的方式表達自我，以及我們是否允許自己在生活中享樂。

◎ 自我憎恨

受影響的脈輪：心輪、海底輪、太陽神經叢輪

自我憎恨主要基於自己不討人喜歡的感知而產生，原因是認為自己做了糟糕的事而不值得被愛，或者幼時被說不討人喜歡。相信自己不討人喜歡是與心輪斷絕連結的直接結果。心輪主要與愛有關，包括對自己和對他人的愛與寬容心，愛總是始於心輪。

自我憎恨是一種基於過時感知的學習行為，我們需要知道自己是如何一步步走到那樣的狀態。此外，憎恨是一種憤怒的能量和情緒，而憤怒總是源於恐懼。對於存在和無力維護自己的恐懼主要植基於海底輪。如果恐懼是缺乏自尊所致，與自我憎惡相關的恐懼也可能位在太陽神經叢輪。太陽神經叢輪失衡的話，我們的權力中心會受到挑戰而有喪失自信的感覺。感到無力、對於生存充滿恐懼、與心輪斷絕連結，我們很容易就會相信自己不討人喜歡的過時感知。好消息是，過時感知是可以更新的，能量很快就得以重新調校轉換。

◎ 性虐待

受影響的脈輪：臍輪、海底輪、太陽神經叢輪、喉輪

遭到性侵的虐待對於肉體和靈魂都可能造成非常巨大的傷害。性虐待倖存者會因為創傷而關閉情感，或者與自己斷絕聯繫，藉以避免感受深沉傷痛。他們可能會感到羞恥，將發生的事歸咎於自己（甚至即使他們一點也沒錯）。他們的性和歡愉感受

可能改變。並且由於當下的權力驅動力遭到剝削，可能產生控制問題。他們經常會壓抑對於事件、自己及虐待者的暴怒。考慮到創傷的深度，這些反應都是可以理解的，而且全與臍輪有關。

如果性虐待是家庭成員所犯下，或者重要家庭成員在得知創傷之後未予支持，則可能產生與海底輪連結的背叛感。此外，如果傷痛持續未處理，大體上可能會影響到與太陽神經叢輪相關的自信和自尊。喉輪也可能受到強暴行為的直接影響，倖存者會感覺被迫沉默而無法發聲（或者覺得這樣做不舒服）。諷刺的是，大聲說出和分享自身故事之類的喉輪練習能有療癒效果，這不僅是就倖存者而言，對於需要聆聽故事的他人也是如此。與你感到安全的人分享情緒，可能感覺很可怕，但最後得以開啟通往療癒之門。

◎ 羞恥感

受影響的脈輪：臍輪、太陽神經叢輪

當我們因為自覺做錯事，或在某種程度上反映自己不適任、不夠好或不夠強的事而感到丟臉時，體驗到的是羞恥感。有時候，我們感到羞恥的原因是自己本身、自己在他人面前的表現、自覺挫敗時、自覺的性表現。這些強烈的情緒會擾亂各種情緒所處的臍輪。其實，由於此一能量中心同時也是我們安置與性有關的感受之處，病人普遍會感受到身體方面的羞恥感。由於羞恥感會影響到個人權力與看待自己的方式（面對任何自覺過錯，通常

以貶低自我價值作為自我懲罰的形式），太陽神經叢輪也會遭受打擊，使自尊承受壓力。

◎ 鼻竇疼痛

受影響的脈輪：眉心輪

如果你感受到的鼻竇疼痛與過敏、環境刺激物或直接創傷無關，則可能是眉心輪失衡所致。第六脈輪與內視（超越實體證據的直覺）有關，能夠幫助我們相信超越物質所見，允許我們追隨珍貴的洞察力。

在許多情況下，鼻竇疼痛可能是一種能量方面的徵兆，暗示我們被親近的人激怒，而且我們認為情況極不和諧。若是如此，請考慮檢視這段關係是否依然健康。另一方面，問題也可能是源自於看待關係的方式，或者可能因為你是基於過時感知來處理目前關係中發生的事。

◎ 性傳染疾病

受影響的脈輪：臍輪

如果性傳染疾病（STIs，又稱性病）反覆發生，則可能是臍輪處於失衡狀態。臍輪處理與性有關的感知，特別是性的表達方式和情緒面向（相對於生理面向而言）。羞恥感往往在反覆發生的性傳染疾病方面扮演重要角色，當我們認為自己生活淫亂而感到極度羞恥時，性傳染疾病反覆發生的情形並非巧合。這意味著

我們必須針對自覺什麼是健康的性表達形式，解析或探究自己的感知；我們會想要確認自己的性感知是否準確或過時。在許多情況下，這些感知是過時的，而我們依然以過去持續懷抱的舊有羞恥感繼續行事。有時候，生理、情緒或性虐待也會影響我們對性的看法。我們能夠以健康的方式療癒性自我（sexual self）的觀點時，同時也是在療癒臍輪。

◎ 皮膚問題

受影響的脈輪：頂輪

皮膚是人體最大的器官，可能表現出的異常病症有很多種，包括痤瘡、濕疹、乾癬、酒渣、皮疹、皮膚炎等。雖然皮膚問題的表現可能源於不良的飲食習慣、壓力、荷爾蒙問題和護膚療程，也可能源於頂輪失衡。若是這樣，值得檢視一下你在生活中感覺與靈性和神性斷絕連結之處，以及你是否由於對神性或生活喪失信任而感覺受到了挑戰。

◎ 胃部疼痛與異常

受影響的脈輪：太陽神經叢輪

胃部疼痛與異常的形式有很多種，如潰瘍、便祕、腹瀉、發炎性腸道症（IBS）、結腸／腸部問題、消化不良、胃食道逆流、胃炎等。除了飲食直接導致消化道發炎，胃部疼痛也可能是感到難以承受、失控、無力、受威脅或缺乏自重所致。透過權力

中心（太陽神經叢輪）吸收是我們消化周遭事物及吸收環境的一種方式。

舉例來說，我曾經認識一位病人在離婚後反覆經受胃食道逆流症狀。在這個案例中，她的身體正在表達離婚經驗使她心生忿恨的「酸性」情緒。對她而言，消化離婚是很困難的一件事，令她感到無力失控。

我們的身體總是會精確告訴我們失衡之所在，消化異常也不例外。

◎ 壓力

受影響的脈輪：海底輪，其他脈輪也可能受到影響

從脈輪健康的角度來談，壓力是一種精神焦慮與情緒緊張的狀態，主要是由於身處嚴苛環境及生活、工作、關係中發生問題所致。我們感到壓力時，皮質醇（又稱壓力荷爾蒙）介入幫助我們處理壓力，腎上腺素則是戰鬥或逃走荷爾蒙，這兩種荷爾蒙皆由腎上腺激活，幫助我們脫離緊張情境，極適合用於處理短期基礎的壓力。但是，人們經常在較長期上處於壓力回應模式。無論短期或長期，壓力都可能意味著海底輪失衡，因為這個能量中心與個人內心安穩有關，也就是感到安全、覺得所有生存面向都獲得滿足（如擁有充足飲食、衣著、遮風避雨的住居）。海底輪失衡時，我們的行事會出自恐懼，內心感到不安全、需求未獲滿足，求生本能因此啟動。由於原始的不穩定感和恐懼會影響其他

脈輪，壓力可能會透過以下方式影響脈輪：

- 頂輪：感到孤單及與神性斷絕連結而產生壓力。
- 眉心輪：無法確信人生未來或無法宏觀眼前事物而產生壓力。
- 喉輪：感覺無法以期望的方式來表達自我，或讓他人聽見自己而產生壓力；述說自身事實的壓力。
- 心輪：與自我、進而與他人斷絕連結而產生壓力。
- 太陽神經叢輪：缺乏自我價值和感到無力而產生壓力。
- 臍輪：情緒被壓抑、無法藉由自由或健康的性來表達自我而產生壓力。
- 海底輪：感覺基本需求未獲滿足而產生壓力。

◎ 甲狀腺異常

受影響的脈輪：喉輪

喉輪與述說自身事實有關。當我們說出真正想法、表達真實感受、用與真實的自己一致的方式進行溝通時，我們尊重自己的喉輪。如果頸部方面的異常（如甲狀腺失衡）缺乏直接的醫學解釋，則很有可能是喉輪失衡。通常對於經歷的創傷（如虐待）或感覺無法表達的事情，我們可能會強迫自己沉默。即使甲狀腺異常並非創傷所致，也可能只是心中有很多話想說，卻習慣保持靜默的症狀。如果這類甲狀腺異常是曾遭虐待所致，請療癒和釋放深藏在身心的傷痛。與他人溝通訴說自己，往往是很有效的方

法，通常可從分享自身故事開始著手，發揮療癒效果。

◎ 子宮肌瘤與卵巢囊腫

受影響的脈輪：臍輪

根據梅奧醫學中心表示，子宮肌瘤是子宮的非癌性腫瘤，通常出現在育齡期。許多女性在一生中有時會有子宮肌瘤。有時候，它們不會出現任何症狀，但有時候，他們可能長得相當大而導致經期疼痛，甚至在排便或身體嘗試消化食物時影響呼吸。卵巢囊腫是充滿液體的囊袋，位在卵巢內側或內部。

子宮內部出現異常腫瘤，通常是臍輪失衡的信號。生殖區出現實際阻塞，就是能量體正在告訴你裡頭有創意流和能量阻塞的情形。你可能是執著於老舊負面且毒性的思想、情緒或感受，致使生命能量流向死亡端。原因可能是工作或關係過度擴展，或是生活中的自由創意、富足、生殖及關係出現衝突情形。

◎ 體重問題

受影響的脈輪：海底輪、太陽神經叢輪、臍輪

雖然體重問題通常是透過改變行為、生活方式、運動和飲食來處理，另一個可能的原因則是接地感不足。無接地感是海底輪的問題。平衡的海底輪能夠協助我們感受到與大自然的連結，同時讓我們內心感到安穩，無論生活經歷什麼事，所有基本需求都能獲得滿足。為了強化接地感，常見的做法是增加體重。

還有另一可能是，當我們感覺受攻擊、受威脅或自尊消失殆盡時，有時會以體重作為自己與世界之間的緩衝器。在這種情況，問題原因比較可能來自我們的權力中心，即太陽神經叢輪失衡所致。

有時候，我們很難感受情緒，無法享樂。當我們壓抑內心和自己對於周遭發生事物的感受、對於價值與生存的情緒不予處理、無法體驗飲食的樂趣時，此時臍輪可能處於失衡狀態。

本章檢視了一連串的常見症狀與病痛，以及與它們有關聯的脈輪。接下來，我們將會討論療癒每個不同脈輪的各種方式。

4

療癒修復與治療

本章分為八節，先以單節一一說明七個脈輪，最後一節再補充說明如何療癒多個脈輪。每一節都涵蓋一些曾經幫助過我與病人接觸各個脈輪的實證有效技巧，這些實用技巧是能夠協助你踏上療癒之旅的工具。

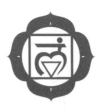

海底輪

　　海底輪的重點是能量接地，基本需求獲得滿足而感到安穩，感覺與家庭和群體意識有健康的連結。以下介紹的冥想、水晶技巧、精油應用和瑜珈姿勢，將協助你與此一脈輪的內在相連結。最重要的是，這些技巧將協助你開啟與體內這個能量漩渦的連結，從而得以進入它所擁有的智慧。

｜冥想｜

　　以下是與海底輪連結的冥想和觀想方法，簡單易行，且實證有效：

1. 請採舒服的坐姿或臥姿，緩緩深呼吸三次。每回吸氣時，想像氣息提供能量至會陰部，亦即介於生殖器與肛門之間的區域。每回吐氣時，釋放出你在該區域持有的一切，這或許是恐懼、是痛苦，甚至是認為冥想時應有的感覺預期。我個人認為，進行單一脈輪的冥想時，將雙手置於心臟上方有助於加速連結至當時專注的脈輪。你可能會想把一隻手置於心輪上方，另一隻手放在恥骨上，亦即陰毛開始生長的位置。另一種手的位置是將雙手放置在臀部兩側髖部低處。

2. 「喚醒」與海底輪的連結，方法是輕拍恥骨頂部或下髖部的

兩側，或者是用食指和中指以微幅動作輕輕對該區域進行環形按摩。

3. 接下來，每次從鼻子吸氣與呼氣時，繼續將呼吸導向海底輪。想像該區域有一個紅色光球，不停搏動且愈來愈大。男性能量為主者的光球朝順時針方向快速旋轉，女性能量為主者的光球則是朝逆時針方向快速旋轉。

4. 當你深深墜入沉靜狀態時，向海底輪詢問當下的需求。接著再呼吸數次，注意是否收到任何回饋，回饋形式可能是字詞、聲音、歌唱、影像、顏色、感覺或直覺，然後聽取收到的回饋。若是沒有收到任何回饋，別擔心，繼續練習就會出現！

5. 若是你沒有收到上面列出的直覺暗示，但在該區域覺察到類似一股搏動，布及整個下髖部，甚至下竄至腳，代表此刻你正與海底輪相連結！

6. 冥想結束時，緩緩深呼吸三次，將吸氣能量導向腳底，讓自己接地。慢慢睜開你的雙眼。

7. 進行此一冥想／觀想時，請謹慎小心：由於冥想實作的修練需要一些時間，請保持耐心。若是發現自己開始覺得下背痛或腿痛，這表示你過度逼迫自己，此時宜停下休息，待精神恢復之後再重新來。還有，進行冥想時，請理解即使是經驗

豐富的冥想實作者也會有心猿情形，如同字面所形容，意即其他想法開始進入腦中，造成暫時分心的情況。你只要將它視為觀察想法的機會，不作評斷而讓它經過，再緩緩把自己帶回中心即可。

| 水晶 |

紅寶石、石榴石、黑色電氣石、血石髓、赤鐵礦、黑曜石、縞瑪瑙、紅碧玉、磁石、煙水晶和火瑪瑙，皆是與海底輪共振的水晶（上述水晶圖像，請參見附錄 B）。

若要運用水晶來連結海底輪，請先確認之前其他使用者的能量已做淨化，並且設定好如何使用水晶的心念。清潔水晶的方法如下：

- 用白色鼠尾草煙燻。只要點燃白色鼠尾草束的尖端，直到開始冒煙，接著吹熄焰苗，手持水晶置於升起的煙霧中數秒鐘，設定心念要使用水晶來輔助你與海底輪連結。這是我最喜歡的方法，因為淨化完水晶之後，還可以用另一隻空手將煙氣揮向脈輪（及其餘身體部位）來淨化自己的身體。

- 將水晶放在月光下一整夜，讓它浸潤月光。

- 置於流水之下或浸泡在鹽水中。用水淨化時，請謹慎小心，任何莫式硬度（一種輔助辨識礦石樣本，比較其抗刮擦能力

的標準）低的石頭皆可能因此受損或分解。

現在你已完成水晶的淨化與能量補充，請依以下方式使用它們進行療癒：

- 請採舒服的坐姿或臥姿。用左手持水晶，作為從水晶接收療癒能量的接收手。請注意你從水晶接收到什麼，是否感覺像是手中顫動？如同靜電刺痛？或者只是單純覺察到水晶能量？如果你沒有這些感覺也沒關係。有時候，覺察礦石能量需要一點時間。你可以請求水晶協助你與海底輪的智慧連結。請開放你的心思意念，允許影像、顏色、聲音、字詞、回憶、情緒或其他印象等形式的回饋流過。請謹記，對於某些人來說，用水晶進行的修練可能需要時間適應。因此，即使海底輪未當場立即開悟（首度嘗試時不太可能發生，但任何事都有可能！）請理解到你已經朝向與海底輪連結更進一步。請對自己寬容，了解這正在逐步實現。

- 或者，可在躺下時，將選取的海底輪水晶置於恥骨頂部。緩緩深呼吸三次，讓自己專注於水晶的能量。就像前述的手持技巧在操作時，你可能會感受到能量在這個區域搏動，如同微微心跳一般。你也可能感受到輕微的靜電能量，從下髖部到腳到處流竄。或者，你可能覺察到水晶能量正在與自己的能量相互作用。如果沒有這些感覺也沒關係。你可以試試唸

出〈精油〉章節最後一段所列的宣誓，強化自己想與海底輪連結的意念。

| 精油 |

與海底輪對應的精油是沒藥、岩蘭草、檀香、廣藿香和穗甘松。

這些精油可以輔助你與海底輪相連結，使用時請取單方精油（或複方精油）最多五或六滴，加入美元一角大小（約直徑 1.8公分）的基底油（如荷荷芭油）。通常，我建議將精油塗在脈輪上。不過，考量到海底輪的區域位置和皮膚敏感性，最好用另一個方法活化精油。

首先，請將調和油放在手中搓揉，透過摩擦釋放精油的香氛與能量。打開雙掌釋放芳香，再深深吸入香氛。請將張開的手掌放在恥骨上，讓精油的能量滲入該區域。你也可以嘗試將雙手放置在髖部低處。

無論你選擇將精油直接塗在海底輪，或者在掌間摩擦以活化精油特性，請特意用些時間來建立與海底輪的連結，比如這樣說道：「現在我想建立與海底輪的連結。我願感覺能量接地，對於自己的存在感到安穩。我會釋放一切阻絕生活安全的恐懼。我懇求得到支持，相信生活中的各種基本需求會獲得滿足，相信我與

家庭和群體意識會有健康的連結，讓我得以順應人生起落而動作。誠心所願。」

| 瑜珈 |

海底輪與穩定和支持有關。對應的體位法是強化腿部與接地能力的站式。調節此一脈輪的站立平衡式包括戰士一式、戰士二式、樹式和椅式。坐著的姿勢也與接地有關。立姿前彎式和頭觸膝式有助於確保腿部後側的伸展。仰臥束角式、輔助攤屍式、輔助嬰孩式等修復姿勢，則可以幫助我們順隨重力與海底輪的接地（瑜珈姿勢的圖示，請參見附錄A）。

| 其他技巧 |

- 食用根莖類蔬菜，這有助於接地。
- 用點時間進行赤腳踏在土地、泥土或沙地上的活動。
- 花一些時間身處自然。
- 作陶（這對臍輪也有幫助）。
- 為了與土地或地面連結，將腳重重踩地（即使位在大樓裡）。
- 唱誦適合海底輪的梵咒「LAM」聲。

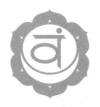

臍輪

臍輪的重點是與情緒、自由創意表達、性和富足有健康的連結。以下介紹的冥想、水晶技巧、精油應用和瑜珈姿勢,將協助你與此一脈輪的內在相連結。最重要的是,這些技巧將協助你開啟與體內這個能量漩渦的連結,從而得以進入它所擁有的智慧。

冥想

以下是與臍輪連結的冥想和觀想方法,簡單易行且經實證有效:

1. 請採舒服的坐姿或臥姿,緩緩深呼吸三次。每回吸氣時,想像氣息提供能量至肚臍下方二英寸(約 5 公分)處的區域。每回吐氣時,釋放出你在該區域持有的一切(任何恐懼、痛苦,甚至是認為冥想時應有的感覺預期)。進行單一脈輪的冥想時,將雙手置於心臟上方有助於加速連結至當時專注的脈輪。你也可以將一隻手置於心輪上方,另一隻手放在臍輪上。

2. 「喚醒」與臍輪的連結,方法是輕拍肚臍下方二英寸(約 5 公分)處,或者是用食指和中指以微幅動作輕輕對該區域進行環形按摩。

3. 接下來，每次從鼻子吸氣與呼氣時，繼續將呼吸導向臍輪。想像該區域有一個橘色光球，不停搏動且愈來愈大。男性能量為主者的光球朝逆時針方向快速旋轉，女性能量為主者的光球則是朝順時針方向快速旋轉。

4. 當你深深墜入沉靜狀態時，向臍輪詢問當下的需求。接著再呼吸數次，注意是否收到任何回饋，回饋形式可能是字詞、聲音、歌唱、影像、顏色、感覺或直覺，然後聽取收到的回饋。若是沒有收到任何回饋，別擔心，繼續練習就會出現！

5. 若是你沒有收到上面列出的直覺暗示，但在該區域覺察到類似一股搏動，或者微微能量開啟和擴張的感覺，代表此刻你正與臍輪相連結！

6. 冥想結束時，緩緩深呼吸三次，將吸氣能量導向腳底，讓自己接地。慢慢睜開你的雙眼。

7. 進行此一冥想／觀想時，請謹慎小心：由於冥想實作的修練需要一些時間，請保持耐心。若是發現下腹部有肚子痛的情形，這表示你過度逼迫自己，此時宜停下休息，待精神恢復之後再重新來。還有，進行冥想時，請理解到即使是經驗豐富的冥想實作者也會有心猿情形，如同字面所形容，意即其他想法開始進入腦中，造成暫時分心的情況。你只要將它視為觀察想法的機會，不作評斷而讓它經過，再緩緩把自己帶

回中心即可。

｜水晶｜

紅玉髓、琥珀、月亮石、珊瑚、橙色電氣石和日長石，皆是與臍輪共振的水晶（上述水晶圖像，請參見附錄 B）。

若要運用水晶來連結臍輪，請先確認之前其他使用者的能量已做淨化，並且設定好如何使用水晶的心念。清潔水晶的方法如下：

- 用白色鼠尾草煙燻。只要點燃白色鼠尾草束的尖端，直到開始冒煙，接著吹熄焰苗，手持水晶置於升起的煙霧中數秒鐘，設定心念要使用水晶來輔助你與臍輪連結。這是我最喜歡的方法，因為淨化完水晶之後，還可以用另一隻空手將煙氣揮向脈輪（及其餘身體部位）來淨化自己的身體。

- 將水晶放在月光下一整夜，讓它浸潤月光。

- 置於流水之下或浸泡在鹽水中。用水淨化時，請謹慎小心，任何莫式硬度（一種輔助辨識礦石樣本，比較其抗刮擦能力的標準）低的石頭皆可能因此受損或分解。

現在你已完成水晶的淨化與能量補充，請依以下方式使用它們進行療癒：

- 請採舒服的坐姿或臥姿。用左手持水晶，作為從水晶接收療

癒能量的接收手。請注意你從水晶接收到什麼，是否感覺像是手中顫動？如同靜電刺痛？或者只是單純覺察到水晶能量？如果你沒有這些感覺也沒關係。有時候，覺察到礦石能量需要一點時間。你可以請求水晶協助你與臍輪的智慧連結。請開放你的心思意念，允許影像、顏色、聲音、字詞、回憶、情緒或其他印象等形式的回饋流過。請謹記，對於某些人來說，用水晶進行的療癒可能需要時間適應。因此，即使臍輪未當場立即開悟（首度嘗試時不大可能發生，但任何事都有可能！）請理解到你已經朝向與臍輪連結更進一步。請對自己寬容，了解這正在逐步實現。

- 躺下時，請將選取的臍輪水晶置於肚臍下方二英寸（約 5 公分）處。緩緩深呼吸三次，讓自己專注於水晶的能量。就像前述的手持技巧在操作時，你可能會感受到能量在這個脈輪搏動，如同微微心跳一般。你也可能感受到輕微的靜電能量，或者覺察到水晶能量正在與自己的能量相互作用。如果沒有這些感覺也沒關係。你可以試試唸出〈精油〉章節最後一段所列的宣誓，強化想與臍輪連結的意念。

| 精油 |

與臍輪對應的精油是伊蘭伊蘭、檸檬、廣藿香、花梨木和檀

香。

這些精油可以輔助你與臍輪相連結，使用時請取單方精油（或複方精油）最多五或六滴，加入美元一角大小（約直徑 1.8 公分）的基底油（如荷荷芭油），再用棉球塗在自己位於肚臍下方二英寸（約 5 公分）處的臍輪。

或者，你可以將調和油放在手中搓揉，透過摩擦釋放精油的香氛與能量。打開雙掌釋放芳香，再深深吸入香氛。你也可能想把雙手放在臍輪上方。

無論你選擇將精油塗在臍輪，或者在掌間摩擦以活化精油特性，請特意用些時間來建立與臍輪的連結。

你在塗精油或將活化精油的香氛揉入掌間時，可以這樣說道：「現在我想建立與臍輪的連結。我願以健康的方式了解自己的情緒，以自由創意的方式向世界表達自我，並且以滋養我的方式，毫不費力就連結至歡愉和性的情緒面向。我會釋放一切阻絕我了解自身情緒、自由創意、富足與性的恐懼。我懇求在情緒和諧與超感應力上得到支持，從而得以平和面對我的感受。誠心所願。」

瑜珈

臍輪與甜蜜和自由創意有關，同時也是肉體力量的座落所

在。對應的瑜珈姿勢是任何強化核心肌群的姿勢，如四柱式和各種戰士式。自由創意和水的元素可以透過流動和呼吸得到滋養，增進下脊椎的柔軟度，嬰孩式、快樂嬰兒式和下犬式皆是合適的絕佳姿勢。其他有助於開啟髖部和鼠蹊部能量的姿勢，則如牛面式、束角式、坐角式，還有鴿式第一階段的腿部前彎（瑜珈姿勢的圖示，請參見附錄A）。

其他技巧

- 跳舞——肚皮舞、莎莎舞等拉丁舞，以及其他能運動到髖部區域的舞蹈尤佳。
- 練習轉呼拉圈。
- 學習譚崔（tantra），更有意識地接觸自己的性。
- 嘗試日記、寫作、畫畫或其他形式的自由創意表達，藉以紓解自己的情緒。
- 學習如何以健康的方式表達自己的情緒。
- 將玩耍納入日常生活，這樣更能靈活學習如何體驗歡愉喜悅。
- 唱誦對應臍輪的梵咒「VAM」聲。

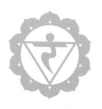

太陽神經叢輪

太陽神經叢輪的重點是站在權力之中,接觸內心戰士之火,以及自尊。以下介紹的冥想、水晶技巧、精油應用和瑜珈姿勢,將協助你與此一脈輪的內在相連結。最重要的是,這些技巧將協助你開啟與體內這個能量漩渦的連結,從而得以進入它所擁有的智慧。

｜冥想｜

以下是與太陽神經叢輪連結的冥想和觀想方法,簡單易行,且實證有效:

1. 請採舒服的坐姿或臥姿,緩緩深呼吸三次。每回吸氣時,想像氣息提供能量至肚臍上方的區域。每回吐氣時,釋放出你在該區域持有的一切(任何恐懼、痛苦,甚至是認為冥想時應有的感覺預期)。我個人認為,進行單一脈輪的冥想時,將雙手置於心臟上方有助於加速連結至當時專注的脈輪。你也可以將一隻手置於心輪上方,另一隻手放在太陽神經叢輪上。

2. 「喚醒」與太陽神經叢輪的連結,方法是輕拍肚臍上方二英寸(約 5 公分)處,或者是用食指和中指以微幅動作輕輕對

該區域進行環形按摩。

3. 接下來，每次從鼻子吸氣與呼氣時，繼續將呼吸導向太陽神經叢輪。想像該區域有一個黃色光球，不停搏動且愈來愈大。男性能量為主者的光球朝順時針方向快速旋轉，女性能量為主者的光球則是朝逆時針方向快速旋轉。

4. 當你深深墜入沉靜狀態時，向太陽神經叢輪詢問當下的需求。接著再呼吸數次，注意是否收到任何回饋，回饋形式可能是字詞、聲音、歌唱、影像、顏色、感覺或直覺，然後聽取收到的回饋。若是沒有收到任何回饋，別擔心，繼續練習就會出現！

5. 若是你沒有收到上面列出的直覺暗示，但在該區域覺察到類似一股搏動或微微疼痛，感覺彷彿在持續擴張與增強中，代表此刻你正與太陽神經叢輪相連結！

6. 冥想結束時，緩緩深呼吸三次，將吸氣能量導向腳底，讓自己接地。慢慢睜開你的雙眼。

7 進行此一冥想／觀想時，請謹慎小心：由於冥想實作的修練需要一些時間，請保持耐心。若是發現自己開始覺得胃痛，這表示你過度逼迫自己，此時宜停下休息，待精神恢復之後再重新來。還有，進行冥想時，請理解到即使是經驗豐富的冥想實作者也會有心猿情形，如同字面所形容，意即其他想

法開始進入腦中，造成暫時分心的情況。你只要將它視為觀察想法的機會，不作評斷而讓它經過，再緩緩把自己帶回中心即可。

┃水晶┃

黃水晶、琥珀、黃色托帕石、黃虎眼石、黃瑪瑙和髮晶，皆是與太陽神經叢輪共振的水晶（上述水晶圖像，請參見附錄B）。

若要運用水晶來連結太陽神經叢輪，請先確認之前其他使用者的能量已做淨化，並且設定好如何使用水晶的心念。清潔水晶的方法如下：

- 用白色鼠尾草煙燻。只要點燃白色鼠尾草束的尖端，直到開始冒煙，接著吹熄焰苗，手持水晶置於升起的煙霧中數秒鐘，設定心念要使用水晶來輔助你與太陽神經叢輪連結。這是我最喜歡的方法，因為淨化完水晶之後，還可以用另一隻空手將煙氣揮向脈輪（及其餘身體部位）來淨化自己的身體。

- 將水晶放在月光下一整夜，讓它浸潤月光。

- 置於流水之下或浸泡在鹽水中。用水淨化時，請謹慎小心，任何莫式硬度（一種輔助辨識礦石樣本，比較其抗刮擦能力

的標準）低的石頭皆可能因此受損或分解。

　　現在你已完成水晶的淨化與能量補充，請依以下方式使用它們進行療癒：

- 請採舒服的坐姿或臥姿。用左手持水晶，作為從水晶接收療癒能量的接收手。請注意你從水晶接收到什麼，是否感覺像是手中顫動？如同靜電刺痛？或者只是單純覺察到水晶能量？如果你沒有這些感覺，也沒關係。有時候，礦石能量的覺察需要一點時間才會發生。你可以請求水晶協助你與太陽神經叢輪的智慧連結。請開放你的心思意念，允許影像、顏色、聲音、字詞、回憶、情緒或其他印象等形式的回饋流過。請謹記，對於某些人來說，用水晶進行的療癒可能需要時間適應。因此，即使太陽神經叢輪未當場立即開悟（首度嘗試時不大可能發生，但任何事都有可能！）請理解到你已經朝向與太陽神經叢輪連結更進一步。請對自己寬容，了解這正在逐步實現。

- 躺下時，請將選取的太陽神經叢輪水晶置於肚臍上方二英寸（約 5 公分）處。緩緩深呼吸三次，讓自己專注於水晶的能量。就像前述的手持技巧在操作時，你可能會感受到能量在這個脈輪區域搏動，如同微微心跳一般。你也可能感受到輕微的靜電能量，或者覺察到水晶能量正在與自己的能量相互

作用。如果沒有這些感覺，也沒關係。你可以試試唸出〈精油〉章節最後一段所列的宣誓，強化想與太陽神經叢輪連結的意念。

｜精油｜

與太陽神經叢輪對應的精油是檸檬、薰衣草、羅馬洋甘菊、花梨木和迷迭香。

這些精油可以輔助你與太陽神經叢輪相連結，使用時請取單方精油（或複方精油）最多五或六滴，加入美元一角大小（約直徑 1.8 公分）的基底油（如荷荷芭油），再用棉球塗在自己位於肚臍上方二英寸（約 5 公分）處的太陽神經叢輪。

或者，你可以將調和油放在手中搓揉，透過摩擦釋放精油的香氛與能量。打開雙掌釋放芳香，再深深吸入香氛。你也可能想把雙掌放在太陽神經叢輪上方。

無論你選擇將精油塗在太陽神經叢輪，或者在掌間摩擦以活化精油特性，請特意用些時間來與太陽神經叢輪建立連結，比如這樣說道：「現在我想建立與太陽神經叢輪的連結。我願體認自我價值與個人權力。我會釋放一切阻絕我了解靈魂之生命宗旨的恐懼。我懇求在各方面得到支持，讓我得以接觸內心戰士，感受完滿，專注於認識自我，進而相信自己，頂天立地充滿自信。誠

心所願。」

| 瑜珈 |

太陽神經叢輪是個人權力與自信的中心，因此，適合用到大量能量、讓你感覺強大、煽起內在之火的火焰，或者要求中段脊椎具柔軟度的各種姿勢。請試試看貓式、牛式、拜日式、船式或半船式（瑜珈姿勢的圖示，請參見附錄 A）。提腿姿勢也很有效，或者你可以嘗試諸如火呼吸法（Breath of Fire）或風箱式呼吸法（Bellows Breath）的呼吸練習。

關於火呼吸法和風箱式呼吸法的注意事項：這些呼吸練習能夠促進新陳代謝，產生大量能量，因此，不宜在接近就寢的時間進行。火呼吸法是閉口以鼻呼吸的方法，重點在於呼氣，透過腹部猛然內縮上提，把氣息迅速用力呼出來。這會導致空氣快速從肺部排出，故在下次用力呼氣之前，不由自主就會自動吸氣。風箱式呼吸法同樣著重在閉口以鼻呼吸，動作的起始源自肚臍，呼氣時肚臍內收，吸氣時肚臍外挺。這項練習做起來不像火呼吸法般快速，但較有韻律且形式完整。

| 其他技巧 |

• 穿著黃色衣服。

- 唱誦開啟太陽神經叢輪的「RA」聲。
- 修習武術（內功或外功），這有助於增強個人權力。
- 與生活周遭的人建立健康的能量界限，藉以強化內在權力。一個建立能量界限的簡單方法是想像自己被蛋型白光包圍在裡頭，這個方法特別適用於即將進入壓力情境（如與一名惡毒的同事交談）或即將感受到社交焦慮時（如在進入擠滿人的大廳之前）。
- 踏出舒適圈多做嘗試，這樣能夠幫助你建立對自身韌性的信心。

心輪

心輪的重點是與自我連結，孕育內心的喜悅、對自己的愛和寬容心。以下介紹的冥想、水晶技巧、精油應用和瑜珈姿勢，將協助你與此一脈輪的內在相連結。最重要的是，這些技巧將協助你開啟與體內這個能量漩渦的連結，從而得以進入它所擁有的智慧。

冥想

以下是與心輪連結的冥想和觀想方法，簡單易行，且實證有效：

1. 請採舒服的坐姿或臥姿，緩緩深呼吸三次。每回吸氣時，想像氣息提供能量至胸部中央。每回吐氣時，釋放出你在該區域持有的一切（任何恐懼、痛苦，甚至是認為冥想時應有的感覺預期）。進行單一脈輪的冥想時，將雙手置於心臟上方有助於加速連結至當時專注的脈輪，尤其心輪的冥想更是如此！

2. 「喚醒」與心輪的連結，方法是輕拍胸部中央，或者是用食指和中指以微幅動作輕輕對該區域進行環形按摩。

3. 接下來，每次從鼻子吸氣與呼氣時，繼續將呼吸導向心輪。

想像該區域有一個綠色光球，不停搏動且愈來愈大。男性能量為主者的光球朝逆時針方向快速旋轉，女性能量為主者的光球則是朝順時針方向快速旋轉。

4. 當你深深墜入沉靜狀態時，向心輪詢問當下的需求。接著再呼吸數次，注意是否收到任何回饋，回饋形式可能是字詞、聲音、歌唱、影像、顏色、感覺或直覺，然後聽取收到的回饋。若是沒有收到任何回饋，別擔心，繼續練習就會出現！

5. 若是你沒有收到上面列出的直覺暗示，但覺察到在胸部有股擴張感，或者彷彿胸部中央的能量微微往上升的感覺，這樣的話，代表此刻你正與心輪相連結！

6. 冥想結束時，緩緩深呼吸三次，將吸氣能量導向腳底，讓自己接地。慢慢睜開你的雙眼。

7. 進行此一冥想／觀想時，請謹慎小心：由於冥想實作的修練需要一些時間，請保持耐心。若是發現心率升高而覺得不舒服，這表示你過度逼迫自己，此時宜停下休息，待精神恢復之後再重新來。還有，進行冥想時，請理解到即使是經驗豐富的冥想實作者也會有心猿情形，如同字面所形容，意即其他想法開始進入腦中，造成暫時分心的情況。你只要將它視為觀察想法的機會，不作評斷而讓它經過，再緩緩把自己帶回中心即可。

| 水晶 |

薔薇石英、祖母綠、綠色電氣石、玉、綠方解石、綠色藍晶石和貴橄欖石，皆是與心輪共振的水晶（上述水晶圖像，請參見附錄 B）。

若要運用水晶來連結心輪，請先確認之前其他使用者的能量已做淨化，並且設定好如何使用水晶的心念。清潔水晶的方法如下：

- 用白色鼠尾草煙燻。只要點燃白色鼠尾草束的尖端，直到開始冒煙，接著吹熄焰苗，手持水晶置於升起的煙霧中數秒鐘，設定心念要使用水晶來輔助你與心輪連結。這是我最喜歡的方法，因為淨化完水晶之後，還可以用另一隻空手將煙氣揮向脈輪（及其餘身體部位）來淨化自己的身體。

- 將水晶放在月光下一整夜，讓它浸潤月光。

- 置於流水之下或浸泡在鹽水中。用水淨化時，請謹慎小心，任何莫式硬度（一種輔助辨識礦石樣本，比較其抗刮擦能力的標準）低的石頭皆可能因此受損或分解。

現在你已完成水晶的淨化與能量補充，請依以下方式使用它們進行療癒：

- 請採舒服的坐姿或臥姿。用左手持水晶，作為從水晶接收療

癒能量的接收手。請注意你從水晶接收到什麼，是否感覺像是手中顫動？如同靜電刺痛？或者只是單純覺察到水晶能量？如果你沒有這些感覺也沒關係。有時候，覺察礦石能量需要一點時間才會發生。你可以請求水晶協助你與心輪的智慧連結。請開放你的心思意念，允許影像、顏色、聲音、字詞、回憶、情緒或其他印象等形式的回饋流過。請謹記，對於某些人來說，用水晶進行的修練可能需要時間適應。因此，即使心輪未當場立即開悟（首度嘗試時不大可能發生，但任何事都有可能！）請理解到你已經朝向與心輪連結更進一步。請對自己寬容，了解這正在逐步實現。

- 躺下時，請將選取的心輪水晶置於胸部中央。緩緩深呼吸三次，讓自己專注於水晶的能量。就像前述的手持技巧在操作時，你可能會感受到能量在心臟內擴張。你也可能感受到輕微的靜電能量，或者覺察到水晶能量正在與自己的能量相互作用。如果沒有這些感覺也沒關係。你可以試試唸出〈精油〉章節最後一段所列的宣誓，強化想與心輪連結的意念。

| 精油 |

與心輪對應的精油是玫瑰、天竺葵、橙花、玫瑰草、佛手柑、薰衣草、香蜂草和伊蘭伊蘭。

這些精油可以輔助你與心輪相連結，使用時請取單方精油（或複方精油）最多五或六滴，加入美元一角大小（約直徑 1.8 公分）的基底油（如荷荷芭油），再用棉球塗在自己位於胸部中央的心輪。

或者，你可以將調和油放在手中搓揉，透過摩擦釋放精油的香氛與能量。打開雙掌釋放芳香，再深深吸入香氛。你也可能只想把雙手放在心臟上方，讓活化的精油發揮作用。

無論你選擇將精油塗在心輪，或者在掌間摩擦以活化精油特性，請特意用些時間來建立與心輪的連結，比如這樣說道：「**現在我想建立與心輪的連結。我願以愛和寬容的方式與自我完全充分連結，並且向外擴及周遭的人。我會釋放一切阻絕我接受愛和付出愛的恐懼。我懇求得到支持，將我心臟的顫動昇華為喜悅的顫動。我願愛自己，接受自己的全部，包括缺點在內。誠心所願。**」

┃ 瑜珈 ┃

心輪是我們靈魂的中心和座落所在。用瑜珈來開啟身體該區域能量的方式，包括上身後彎（如駱駝式）和胸部敞開（如坐姿扭轉式）。鷹式的手臂位置讓肩胛骨伸展開來，對於心輪的背側有良好助益。此外，手臂平衡也有助於內心、夢想和希望的飛翔

（瑜珈姿勢的圖示，請參見附錄 A）。

其他技巧

* 買給自己一束玫瑰花，玫瑰花能與心輪共振。
* 為自己泡一杯玫瑰花茶。小朵的玫瑰花苞可以在青草店（特別是茶店）、眾多健康食品店等購得，屬於一種中醫藥草。將一些花苞浸泡在大馬克杯的熱水中數分鐘，你就能夠為自己打造出一款愛的儀式，攝取玫瑰之愛。
* 練習原諒，包括自己和他人。
* 唱誦梵咒「YUM」聲。
* 對你摯愛的人敞開心胸，懷抱真誠的愛與情感。

喉輪

喉輪的重點是述說自身事實、有效溝通需求，以及表達自我。以下介紹的冥想、水晶技巧、精油應用和瑜珈姿勢，將協助你與此一脈輪的內在相連結。最重要的是，這些技巧將協助你開啟與體內這個能量漩渦的連結，從而得以進入它所擁有的智慧。

┃冥想┃

以下是與喉輪連結的冥想和觀想方法，簡單易行，且實證有效：

1. 請採舒服的坐姿或臥姿，緩緩深呼吸三次。每回吸氣時，想像氣息提供能量至喉前凹陷處。每回吐氣時，釋放出你在該區域持有的一切（任何恐懼、痛苦，甚至是認為冥想時預期應有的感覺）。我個人認為，進行單一脈輪的冥想時，將雙手置於心臟上方有助於加速連結至當時專注的脈輪。你也可以將一隻手置於心輪上方，另一隻手放在喉部。

2. 「喚醒」與喉輪的連結，方法是輕拍喉前 V 形凹陷處的骨頭，或者是用食指和中指以微幅動作輕輕對該區域進行環形按摩。

3. 接下來，每次從鼻子吸氣與呼氣時，繼續將呼吸導向喉輪。

想像該區域有一個淺藍色光球，不停搏動且愈來愈大。男性能量為主者的光球朝順時針方向快速旋轉，女性能量為主者的光球則是朝逆時針方向快速旋轉。

4. 當你深深墜入沉靜狀態時，向喉輪詢問當下的需求。接著再呼吸數次，注意是否收到任何回饋，回饋形式可能是字詞、聲音、歌唱、影像、顏色、感覺或直覺，然後聽取收到的回饋。若是沒有收到任何回饋，別擔心，繼續練習就會出現！

5. 若是你沒有收到上面列出的直覺暗示，但覺察到一種彷彿在喉部區域出現能量開啟、寬闊、擴張的感覺，此刻你正與喉輪相連結！

6. 冥想結束時，緩緩深呼吸三次，將吸氣能量導向腳底，讓自己接地。慢慢睜開你的雙眼。

7. 進行此一冥想／觀想時，請謹慎小心：由於冥想實作的修練需要一些時間，請保持耐心。若是發現頸部有疼痛感，這表示你過度逼迫自己，此時宜停下休息，待精神恢復之後再重新來。還有，進行冥想時，請理解到即使是經驗豐富的冥想實作者也會有心猿情形，如同字面所形容，意即其他想法開始進入腦中，造成暫時分心的情況。你只要將它視為觀察想法的機會，不作評斷而讓它經過，再緩緩把自己帶回中心即可。

| 水晶 |

綠松石、藍色藍晶石、海藍寶石、天青石、菫青石、方鈉石和青金石，皆是與喉輪共振的水晶（上述水晶圖像，請參見附錄B）。

若要運用水晶來連結喉輪，請先確認之前其他使用者的能量已做淨化，並且設定好如何使用水晶的心念。清潔水晶的方法如下：

- 用白色鼠尾草煙燻。只要點燃白色鼠尾草束的尖端，直到開始冒煙，接著吹熄焰苗，手持水晶置於升起的煙霧中數秒鐘，設定心念要使用水晶來輔助你與喉輪連結。這是我最喜歡的方法，因為淨化完水晶之後，還可以用另一隻空手將煙氣揮向脈輪（及其餘身體部位）來淨化自己的身體。
- 將水晶放在月光下一整夜，讓它浸潤月光。
- 置於流水之下或浸泡在鹽水中。用水淨化時，請謹慎小心，任何莫式硬度（一種輔助辨識礦石樣本，比較其抗刮擦能力的標準）低的石頭皆可能因此受損或分解。

現在你已完成水晶的淨化與能量補充，請依以下方式使用它們進行療癒：

- 請採舒服的坐姿或臥姿。用左手持水晶，作為從水晶接收療

癒能量的接收手。請注意你從水晶接收到什麼，是否感覺像是手中顫動？如同靜電刺痛？或者只是單純覺察到水晶能量？如果你沒有這些感覺也沒關係。有時候，覺察礦石能量需要一點時間才會發生。你可以請求水晶協助你與喉輪的智慧連結。請開放你的心思意念，允許影像、顏色、聲音、字詞、回憶、情緒或其他印象等形式的回饋流過。請謹記，對於某些人來說，用水晶進行的修練可能需要時間適應。因此，即使喉輪未當場立即開悟（首度嘗試時不大可能發生，但任何事都有可能！）請理解到你已經朝向與喉輪連結更進一步。請對自己寬容，了解這正在逐步實現。

• 躺下時，請將選取的喉輪水晶置於頸部前面的凹陷處。緩緩深呼吸三次，讓自己專注於水晶的能量。就像前述的手持技巧在操作時，你可能會感受到能量在頸部搏動，如同微微心跳一般。你也可能感受到輕微的靜電能量，或者覺察到水晶能量正在與自己的能量相互作用。如果沒有這些感覺也沒關係。你可以試試唸出〈精油〉章節最後一段所列的宣誓，強化想與喉輪連結的意念。

｜精油｜

與喉輪對應的精油是薰衣草、迷迭香、乳香、德國洋甘菊和

牛膝草。

這些精油可以輔助你與喉輪相連結，使用時請取單方精油（或複方精油）最多五或六滴，加入美元一角大小（約直徑 1.8 公分）的基底油（如荷荷芭油），再用棉球塗在自己位於喉嚨底部凹陷處的喉輪。

或者，你可以將調和油放在手中搓揉，透過摩擦釋放精油的香氛與能量。打開雙掌釋放芳香，再深深吸入香氛。

無論你選擇將精油塗在喉輪，或者在掌間摩擦以活化精油特性，請特意用些時間來與喉輪建立連結，比如這樣說道：「**現在我想建立與喉輪的連結。我願了解自己的求生意志，在這個世界真實地、自由地、輕而易舉地述說自身事實。我會釋放一切阻絕我聆聽內在聲音的恐懼。我懇求在各種個人表達的形式上得到支持，從而毫不費力就能溝通自身需求，相信自己會被聽見。誠心所願。**」

｜瑜珈｜

喉輪與述說自身事實有關，因此，頸部靈活有助於流暢的表達。大部分的瑜珈姿勢皆有特定的眼睛視覺或凝視（drishti）焦點，而且頭會隨著眼睛移動，身體又隨著頭移動。因此，頸部務必要能讓頭部自由轉動，戰士二式、駱駝式、橋式、三角式、側

角伸展式、肩倒立式和犁式皆是非常合適的瑜珈姿勢。扭轉型姿勢大多也對喉輪有所助益（瑜珈姿勢的圖示，請參見附錄 A）。

其他技巧

- 言為心聲，心口合一。
- 經常唱誦、歌唱、朗讀或哼曲子。
- 為喉輪唱誦梵咒「HUM」聲。
- 穿著淺藍色。
- 喝茶潤喉，如薄荷、滑榆皮（Slippery elm）和綠薄荷。

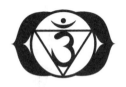

眉心輪

眉心輪的重點是相信直覺和內在視覺（inner vision）。以下介紹的冥想、水晶技巧、精油應用和瑜珈姿勢，將協助你與此一脈輪的內在相連結。最重要的是，這些技巧將協助你開啟與體內這個能量漩渦的連結，從而得以進入它所擁有的智慧。

為了增進與眉心輪的連結，請確認飲用水經過除氟。氟化物會使松果腺鈣化，而松果腺正與第三眼有關，因此使用有效的淨水系統將有助於此脈輪。

冥想

以下是與眉心輪連結的冥想和觀想方法，簡單易行，且實證有效：

1. 請採舒服的坐姿或臥姿，緩緩深呼吸三次。每回吸氣時，請想像氣息提供能量至雙眉之間的區域。每回吐氣時，釋放出你在該區域持有的一切（任何恐懼、痛苦，甚至是認為冥想時預期應有的感覺）。我個人認為，進行單一脈輪的冥想時，將雙手置於心臟上方有助於加速連結至當時專注的脈輪。或者，你可以試著將一隻手置於心輪上方，另一隻手放在雙眉之間的區域上。

2. 「喚醒」與眉心輪的連結，方法是輕拍雙眉之間，或者是用食指和中指以微幅動作輕輕對該區域進行環形按摩。

3. 接下來，每次從鼻子吸氣與呼氣時，繼續將呼吸導向眉心輪。想像該區域有一個靛青色光球，不停搏動且愈來愈大。男性能量為主者的光球朝逆時針方向快速旋轉，女性能量為主者的光球則是朝順時針方向快速旋轉。

4. 當你深深墜入沉靜狀態時，向眉心輪詢問當下的需求。接著再呼吸數次，注意是否收到任何回饋，回饋形式可能是字詞、聲音、歌唱、影像、顏色、感覺或直覺，然後聽取收到的回饋。若是沒有收到任何回饋，別擔心，**繼續練習就會出現**！

5. 若是你沒有收到任何上面列出的直覺暗示，但覺察到類似一股搏動或微微疼痛，感覺彷彿一根拇指壓在頭部該區域上，代表此刻你正與眉心輪相連結！

6. 冥想結束時，緩緩深呼吸三次，將吸氣能量導向腳底，讓自己接地。慢慢睜開你的雙眼。

7. 進行此一冥想／觀想時，請謹慎小心：由於冥想實作的修練需要一些時間，請保持耐心。若是前額出現疼痛情形，這表示你過度逼迫自己，此時宜停下休息，待精神恢復之後再重新來。還有，進行冥想時，請理解到即使是經驗豐富的冥想

實作者也會有心猿情形，如同字面所形容，意即其他想法開始進入腦中，造成暫時分心的情況。你只要將它視為觀察想法的機會，不作評斷而讓它經過，再緩緩把自己帶回中心即可。

水晶

青金石、紫水晶、螢石、鋰雲母、鋰鈉大隅石、藍黝簾石、白水晶、星彩藍寶石和藍晶石，皆是與眉心輪共振的水晶（上述水晶圖像，請參見附錄 B）。

若要運用水晶來連結眉心輪，請先確認之前其他使用者的能量已做淨化，並且設定好如何使用水晶的心念。清潔水晶的方法如下：

- 用白色鼠尾草煙燻。只要點燃白色鼠尾草束的尖端，直到開始冒煙，接著吹熄焰苗，手持水晶置於升起的煙霧中數秒鐘，設定心念要使用水晶來輔助你與眉心輪連結。這是我最喜歡的方法，因為淨化完水晶之後，還可以用另一隻空手將煙氣揮向脈輪（及其餘身體部位）來淨化自己的身體。

- 將水晶放在月光下一整夜，讓它浸潤月光。

- 置於流水之下或浸泡在鹽水中。用水淨化時，請謹慎小心，任何莫式硬度（一種輔助辨識礦石樣本，比較其抗刮擦能力

的標準）低的石頭皆可能因此受損或分解。

　　現在你已完成水晶的淨化與能量補充，請依以下方式使用它們進行療癒：

- 請採舒服的坐姿或臥姿。用左手持水晶，作為從水晶接收療癒能量的接收手。請注意你從水晶接收到什麼，是否感覺像是手中顫動？如同靜電刺痛？或者只是單純覺察到水晶能量？如果你沒有這些感覺也沒關係。有時候，覺察礦石能量需要一點時間才會發生。你可以請求水晶協助你與眉心輪的智慧連結。請開放你的心思意念，允許影像、顏色、聲音、字詞、回憶、情緒或其他印象等形式的回饋流過。請謹記，對於某些人來說，用水晶進行的修練可能需要時間適應。因此，即使眉心輪未當場立即開悟（首度嘗試時不大可能發生，但任何事都有可能！）請理解到你已經朝向與眉心輪連結更進一步。請對自己寬容，了解這正在逐步實現。

- 躺下時，請將選取的眉心輪水晶置於雙眉之間。緩緩深呼吸三次，讓自己專注於水晶的能量。就像前述的手持技巧在操作時，你可能會感受到能量在雙眉之間搏動，如同微微心跳一般。你也可能感受到輕微的靜電能量，或者覺察到水晶能量正在與自己的能量相互作用。如果沒有這些感覺，也沒關係。你可以試試唸出〈精油〉章節最後一段所列的宣誓，強

化想與眉心輪連結的意念。

精油

與眉心輪對應的精油是薰衣草、乳香和檀香。

這些精油可以輔助你與眉心輪相連結，使用時請取單方精油（或複方精油）最多五或六滴，加入美元一角大小（約直徑 1.8 公分）的基底油（如荷荷芭油），再用棉球塗在自己雙眉之間的眉心輪區域。

或者，你可以將調和油放在手中搓揉，透過摩擦釋放精油的香氛與能量。打開雙掌釋放芳香，再深深吸入香氛。

無論你選擇將精油塗在眉心輪，或者在掌間摩擦以活化精油特性，請特意用些時間來與眉心輪建立連結，比如這樣說道：「現在我想建立與眉心輪的連結，釋放一切阻絕我相信直覺的恐懼。我願信任和傾聽眉心輪，看透眼前的物質世界，從而面對各種可能情況，皆能安然處之。我願將內在視覺順其自然地全面融入生活，讓自己與第三眼的情緒智能相連結。誠心所願。」

瑜珈

眉心輪的瑜珈療癒，重點在於從各種視角來觀看事物，如正面朝上、倒立、扭轉或閉眼等各種姿勢。試試看在練習一系列的

姿勢時戴上眼罩，體驗將感官知覺向內收攝的「攝心（pratyahara）」，這有助於引導你更深入地觀照內在，對於眉心輪也有助益。此外，另用瑜珈抱枕或毛毯進行輔助前彎式動作，能夠輔助按壓與刺激此一脈輪（瑜珈姿勢的圖示，請參見附錄 A）。

其他技巧

- 接收到直覺暗示時，請聽取之，這將會強化你的直覺。
- 唱誦梵咒「SHAM」聲。
- 設定心念要與內在智慧相連結。
- 衣服上添加深藍與靛青色。
- 食用黑醋栗、藍莓、黑莓、茄子、黑棗、甜菜、彩虹莙菜（Rainbow Chard）等食物。
- 用淨水系統去除飲食中的氟化物，因為氟化物會使松果腺鈣化，而松果腺正與眉心輪直接相連。

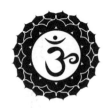

頂輪

頂輪的重點是增進我們與內在神性、與神性的連結。以下介紹的冥想、水晶技巧、精油應用和瑜珈姿勢,將協助你與此一脈輪的內在相連結。最重要的是,這些技巧將協助你開啟與體內這個能量漩渦的連結,從而得以進入它所擁有的智慧。

|冥想|

以下是與頂輪連結的冥想和觀想方法,簡單易行,且實證有效:

1. 請採舒服的坐姿或臥姿,緩緩深呼吸三次。每回吸氣時,想像氣息提供能量至頭頂中央。每回吐氣時,釋放出你在該區域持有的一切(任何恐懼、痛苦,甚至是認為冥想時預期應有的感覺)。我個人認為,進行單一脈輪的冥想時,將雙手置於心臟上方有助於加速連結至當時專注的脈輪。另一方法是將一隻手置於心輪上方,另一隻手放在頭頂上。

2. 「喚醒」與頂輪的連結,方法是輕拍頭頂中央,或者是用食指和中指以微幅動作輕輕對該區域進行環形按摩。

3. 接下來,每次從鼻子吸氣與呼氣時,繼續將呼吸導向頂輪。想像該區域有一個紫色(或白色、金色)光球,不停搏動且

愈來愈大。男性能量為主者的光球朝順時針方向快速旋轉，女性能量為主者的光球則是朝逆時針方向快速旋轉。

4. 當你深深墜入沉靜狀態時，向頂輪詢問當下的需求。接著再呼吸數次，注意是否收到任何回饋，回饋形式可能是字詞、聲音、歌唱、影像、顏色、感覺或直覺，然後聽取收到的回饋。若是沒有收到任何回饋，別擔心，繼續練習就會出現！

5. 若是你沒有收到任何上面列出的直覺暗示，但覺察到類似一股搏動或微微疼痛，感覺彷彿連結到頭頂正上方的空間（或者射出到自身上方高處），代表此刻你正與頂輪相連結！

6. 冥想結束時，緩緩深呼吸三次，將吸氣能量導向腳底，讓自己接地。慢慢睜開你的雙眼。

7 進行此一冥想／觀想時，請謹慎小心：由於冥想實作的修練需要一些時間，請保持耐心。若是頭頂部出現疼痛情形，這表示你過度逼迫自己，此時宜停下休息，待精神恢復之後再重新來。還有，進行冥想時，請理解到即使是經驗豐富的冥想實作者也會有心猿情形，如同字面所形容，意即其他想法開始進入腦中，造成暫時分心的情況。你只要將它視為觀察想法的機會，不作評斷而讓它經過，再緩緩把自己帶回中心即可。

| 水晶 |

　　紫水晶、白水晶、閃靈鑽、拉長石、月亮石、透石膏、矽鈹石、紫鋰輝石、魚眼石和白色托帕石，皆是與頂輪共振的水晶（上述水晶圖像，請參見附錄 B）。

　　若要運用水晶來連結頂輪，請先確認之前其他使用者的能量已做淨化，並且設定好如何使用水晶的心念。清潔水晶的方法如下：

* 用白色鼠尾草煙燻。只要點燃白色鼠尾草束的尖端，直到開始冒煙，接著吹熄焰苗，手持水晶置於升起的煙霧中數秒鐘，設定心念要使用水晶來輔助你與頂輪連結。這是我最喜歡的方法，因為淨化完水晶之後，還可以用另一隻空手將煙氣揮向脈輪（及其餘身體部位）來淨化自己的身體。

* 將水晶放在月光下一整夜，讓它浸潤月光。

* 置於流水之下或浸泡在鹽水中。用水淨化時，請謹慎小心，任何莫式硬度（一種輔助辨識礦石樣本、比較其抗刮擦能力的標準）低的石頭皆可能因此受損或分解。

　　現在你已完成水晶的淨化與能量補充，請依以下方式使用它們進行療癒：

* 請採舒服的坐姿或臥姿。用左手持水晶，作為從水晶接收療

癒能量的接收手。請注意你從水晶接收到什麼，是否感覺像是手中顫動？如同靜電刺痛？或者只是單純覺察到水晶能量？如果你沒有這些感覺，也沒關係。有時候，覺察礦石能量需要一點時間才會發生。你可以請求水晶協助你與頂輪的智慧連結。請開放你的心思意念，允許影像、顏色、聲音、字詞、回憶、情緒或其他印象等形式的回饋流過。請謹記，對於某些人來說，用水晶進行的修練可能需要時間適應。因此，即使頂輪未當場立即開悟（首度嘗試時不大可能發生，但任何事都有可能！）請理解到你已經朝向與頂輪連結更進一步。請對自己寬容，了解這正在逐步實現。

- 躺下時，請將選取的頂輪水晶置於頭頂中央。緩緩深呼吸三次，讓自己專注於水晶的能量。就像前述的手持技巧在操作時，你可能會感受到能量在頭頂搏動，如同微微心跳一般。你也可能感受到輕微的靜電能量，或者覺察到水晶能量正在與自己的能量相互作用。如果沒有這些感覺，也沒關係。你可以試試唸出〈精油〉章節最後一段所列的宣誓，強化想與頂輪連結的意念。

｜ 精油 ｜

與頂輪對應的精油是乳香、薄荷、檀香和蓮花。

這些精油可以輔助你與頂輪相連結，使用時請取單方精油（或複方精油）最多五或六滴，加入美元一角大小（約直徑 1.8 公分）的基底油（如荷荷芭油），再用棉球塗在自己頭頂中央的頂輪區域。

或者，將調和油放在手中搓揉，透過摩擦釋放精油的香氛與能量。打開雙掌釋放芳香，再深深吸入香氛。

無論你選擇將精油塗在頂輪，或者在掌間摩擦以活化精油特性，請特意用些時間來與頂輪建立連結，比如這樣說道：「現在我想建立與頂輪的連結。我願理解到自己是神性／源起／宇宙／神的映射，釋放一切阻絕我相信自己行走之路的恐懼。我懇求得到支持，提升自我的意識境界，從而活在一體性的認知下，相信我的人生如其應然地展開。誠心所願。」

| 瑜珈 |

若要藉由瑜珈來修練頂輪，頭倒立式是增加血流至頭部的好方法，能輔助你為接收來自神性的資訊做好準備。由於頭倒立式屬於進階級的瑜珈姿勢，受傷風險比較高（例如，頭倒立式和肩倒立式不適合新手或頸部負傷者），應在受過專業訓練的瑜珈老師從旁引導支援下完成。冥想也是建議的瑜珈實作，能夠幫助平衡頂輪（瑜珈姿勢的圖示，請參見附錄 A）。

其他技巧

- 表達感恩。
- 養成冥想實作習慣。
- 唱誦梵咒「OM」聲。
- 穿著紫色或白色。
- 設定自己與頂輪、內在神性，以及與神性／源起／宇宙／神接觸的心念。

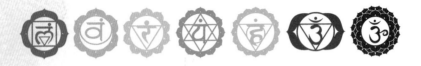

療癒多個脈輪

因為一切都是彼此相連的，脈輪系統也是如此。譬如，單一脈輪的失衡可能會波及其他脈輪而造成影響。

舉例來說，病人 M 女士原本前來求診的原因是想要治療子宮頸上皮分化不良(cervical dysplasia)。從她的童年至進入成年期，她的父母無論在精神或情緒上都吝於付出。她的父親尤其冷漠不易親近，說話方式讓她覺得自己要漂亮才得人疼，青春期時更對自己發育中的身體感到羞恥。為了獲得父親的關注與認可，並且逃避痛苦，她因控制體重而造成飲食異常，開始濫用藥物與涉足其他不健康的行為。

M 女士海底輪失諧的經驗，始於自己不被家人接受的感受，最後擴大影響到她的權力中心——太陽神經叢輪。她感覺自我價值與自信受到挑戰，試圖用暴食症來控制。

無獨有偶的是，她慢慢開始懷疑位於眉心輪的內在智慧，不知不覺延續了成長過程中所感受到隸屬喉輪的沉默，且有強烈的羞恥感存在臍輪。她期待能夠療癒與自我的關係，療癒自己的情緒、身體，並讓生活習慣愈來愈健康。儘管需要平衡的脈輪有數個，療癒的旅程有時也令她感到心緒混亂而脆弱敏感，但她對個人成長的追求不曾動搖。

她全心專注於愛自己，這一點幫助她迅速獲得療癒與成長。當然，她在就診時接受靈氣治療，運用水晶、精油進行療癒，改變自己的思維模式，這些都有加分作用！M 女士的經驗教我們，療癒的旅程通常需要時間。就像剝洋蔥一樣，慢慢卸去我們複雜的外層，就能看得到豐富的裡層。

同時療癒多個脈輪可能需要一些時間，但是可以做得到的。以下我將介紹一些使用水晶、呼吸法、觀想、精油與瑜珈來修練多個脈輪的方法。

｜冥想｜

首先請躺下。放鬆之後，緩緩吸一口氣導入海底輪，再從嘴巴緩緩吐出能量。進行這項呼吸練習三次，讓每次呼氣釋放出積存在海底輪的所有東西。如果你願意，可以在練習時將雙手放在髖部的低處，讓自己接觸儲存在該脈輪的各種情緒。或者，也許你會察覺到些微生理不適，請觀察自己感覺到了什麼。然後觀想在海底輪有一個紅色光球正在快速廻旋、自轉、搏動，想像它愈來愈大、顫動得愈來愈劇烈，散發出的療癒之光射入海底輪。請注意，你一開始的感受是否在呼吸法和觀想之後有所變化。依循脈輪對應的位置與顏色，向每一個脈輪重複以上動作，直到最後的頂輪。

| 水晶 |

如果你持有水晶，也可以將上述練習轉換為「水晶浴」，方法是依照個別脈輪的位置放上對應的水晶，再透過呼吸練習進行療癒。

除了水晶浴，你也可以用單一水晶來療癒多個脈輪。透石膏(Selenite)正是絕佳的水晶選擇，它能夠清除能量體中的廢物，協助克服鬱滯，讓你與內在高我的溝通更為清楚（水晶圖像請參見附錄 B）。

透石膏的形狀多樣，建議用棒狀的透石膏來處理多個脈輪。將它放在身體中線，中心點正下方、感覺適切的位置。或者，一個不錯的基本擺法是將水晶沿著中線擺下來，如此一來，它就能夠碰觸到心輪、太陽神經叢輪，甚至如果長度夠的話，還有臍輪。若以這樣的方式來使用透石膏棒，將會產生一種脈輪能量直線對齊的效果，即使有的能量中心並不在透石膏實際接觸的範圍。

| 精油 |

使用精油來處理多個脈輪時，請在每個脈輪塗上一或多款與該脈輪對應的精油。從海底輪開始使用，向上直到頂輪。如果你

想同時治療非常特定的幾個脈輪，就只要塗那幾個的精油就好。你也可以試試看調製一次就能療癒多個脈輪的複方精油。無論你決定採取何種方式，使用精油進行療癒時都要記得摻用基底油，以避免皮膚受到刺激。

| 瑜珈 |

由於瑜珈結合了呼吸、身體意識與運動，雖然按照類型有所不同，但一堂瑜珈課通常就能一次處理多個脈輪。移動身體時將呼吸注入特定姿勢，可以同時開啟多個能量中心（瑜珈姿勢的圖示，請參見附錄 A）。

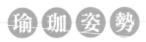

瑜珈姿勢

　　下列瑜珈姿勢對於平衡脈輪很有助益。用到身體一側的瑜珈姿勢，也請記得使用身體另一側練習相同的姿勢，以維持對稱平衡。

船式

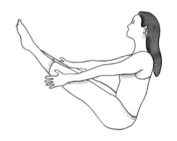

一開始先坐著，雙膝彎曲併攏，小腿與地面平行。維持脊椎拉長，胸部抬起。雙手用力向前伸展靠近膝蓋。再進一步伸直雙腿，提腳朝天。

束腳式

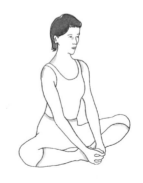

一開始先坐著，雙腳腳底相互貼緊。拉長脊椎，身體向前彎，盡量讓前額碰到腳趾。

橋式

仰面平躺，膝蓋彎曲，雙腳分開，與髖部同寬，啟動骨盆底肌和腹部肌肉的力量。用力將腳後跟往頭部拉，將腳下壓，臀部提起。變化式：雙手在身體下方交握，擴展胸部／肩膀。

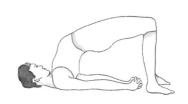

駱駝式

一開始先跪著，膝蓋分開，與髖部同寬。將手放在下背部，手指朝向上方。用力將手掌往下拉，拉長身體脊椎，胸口朝天向上挺。進階：可用雙手握住雙腳腳後跟。

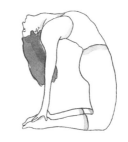

貓式

一開始採桌面式姿勢*，脊椎朝天彎成圓弧狀，下巴和尾椎骨往下收，肚臍朝脊椎向上內縮。

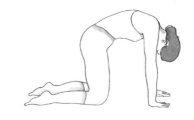

＊桌面式姿勢

瑜珈基礎的四足跪姿。雙手、膝蓋放在地上。手指朝前，膝蓋分開與臀部同寬。視線向下，背部平直，尾骨向後壓，頭向前伸展，以伸直脊椎。

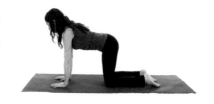

椅式

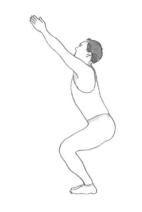

一開始先站立，雙腳併攏，身體重量放在腳後跟上。將臀部往下降，雙臂揮向天空，維持脊椎中立（指脊椎維持自然弧度）。

嬰孩式

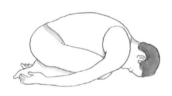

一開始採桌面式姿勢，臀部坐在腳後跟上，雙臂沿著身體側邊，朝腳的方向往後伸展，伸展時手掌掌心朝上。將頭部靠在地上休息，整個人放鬆。

牛面式

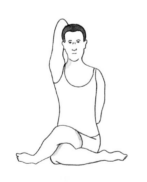

身體挺直坐著，左膝疊在右膝之上，髖部橫向扭轉，坐骨須保持接地。將右臂伸到頭部後方，左臂伸到背部後方，盡量雙手相扣。適合肩膀僵硬者的變化式：運用毛巾或瑜珈繩，能讓雙手更加貼近。

牛式

一開始採桌面式姿勢，背部下凹成弧形，肚子往下降低。維持整條脊椎拉長，望向上方，頭頂朝天。

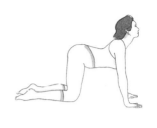

下犬式

一開始採平板姿勢＊，臀部向上提，十指用力貼地。肩膀往下壓，讓胸部往大腿方向靠近，肚臍內縮。伸長雙腿，腳後跟往下踩地。感受多種相反方向的拉力。

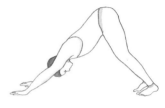

＊平板姿勢

手腕直接在肩膀下方，以前臂和手撐地，凝視雙手之間，拉長後頸，腹部肌肉向內收緊。彎曲腳趾，將腳向後退，使身體和頭部成一直線，注意不要讓臀部下沉或抬高。

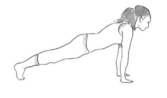

鷹式

一開始採椅式，將兩隻手臂和雙腿雙重纏繞。將脊椎拉長，膝蓋彎曲蹲下，肩膀挺胸並且臀部向前。適合肩膀僵硬者的變化式：緊緊擁抱自己。適合髖部僵硬者的變化式：雙腿先單次纏繞，再盡力嘗試雙重纏繞。

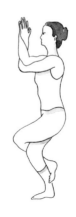

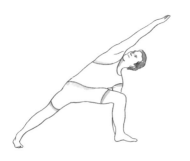

側角伸展式

身體右側採戰士二式，前方的手放鬆觸地，前臂倚靠在大腿中段。另一側手臂伸展過耳，並且手掌掌心朝下，視線盡可能望向上方的手。

四柱式

*需要肩膀穩定且腹部強而有力

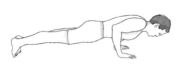

從平板姿勢開始，轉移身體重量，讓肩膀稍微挪到手腕前方。手肘彎曲九十度，將上臂壓向身體（注意手臂對齊身體應成一直線）。請確定前臂與地面垂直，胸部保持擴展。用力啟動腹部肌肉的力量，讓身體維持平板狀。

半船式

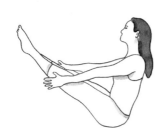

從船式姿勢開始，將雙手調整為祈禱姿勢，然後上半身和雙腿與地面的距離降低數英寸，用力啟動腹部肌肉的力量，其後展開雙臂，以維持平衡。

快樂嬰兒式

仰躺屈膝，伸手及到兩隻腳底外緣，將膝蓋與尾椎骨往下拉。腳底朝天，小腿與地面垂直。變化式：像嬰兒一般左右搖擺。

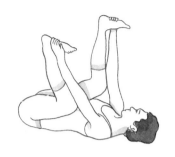

頭觸膝式

坐在地上，雙腿向前伸展，背與腿呈九十度角。將一腳拉向鼠蹊部，膝蓋放鬆觸地，腳貼平大腿內側。將身體向前彎，握住伸直那側的腳踝或腳。

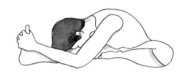

頭倒立式

*頸部或肩膀不適者請勿嘗試

雙手交扣，手掌掌底相互貼緊。頭頂埋入前臂在地上形成的 V 字型。往頭部邁步走，啟動腹部和骨盆底肌的肌肉力量，雙腿向上抬起。平衡身體重量時，通常是運用前臂，並且少用頭部與頸部。

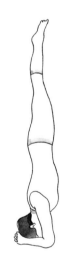

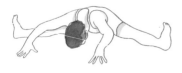

坐角式

一開始先坐著，雙腿大幅度張開，腳趾朝上，維持脊椎提舉拉長。身體向前彎至雙腿間，雙臂向外伸，倚靠在前臂或地板上休息。

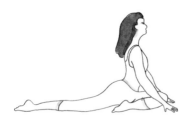

鴿式

從平板姿勢開始，將右小腿直接挪到雙手後方（與瑜珈墊平行），將腳踝背屈以保護膝蓋。後腿放鬆置於地面，腳趾用力往後伸。再深入一步，可將身體往前倒至前臂或放鬆及地，雙臂向前伸展。

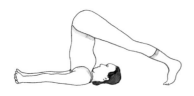

犁式

＊頸部不適者請勿嘗試

一開始先坐著，肚臍內縮，往後躺下並滾動背部。雙腿直直上翻至頭部後方，腳趾著地。用手支撐下背或以手臂下壓地面。

仰臥束角式

仰面平躺，雙腳腳底相互緊貼，
膝蓋朝外。如果膝蓋不易觸地，
請放置枕頭或瑜珈磚支撐。手臂
可以倚放在肚子上、在身體兩側
或向後伸展。

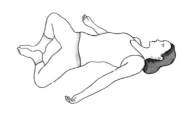

坐姿扭轉式

坐在地板上，雙腿伸到前方，背
部與腿呈九十度角。將右腳跨到
左膝外側，腳掌固定貼地。變化
式：彎曲左膝，腳會落在右臀外
側，再以左臂環抱屈膝。變化
式：將左手肘按壓膝蓋外側，扭
轉身體，望向右肩後方。以吸氣
來伸展拉長脊椎，吐氣時加強扭
轉。

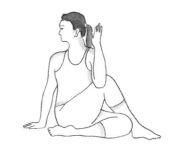

肩倒立式

*頸部不適者請勿嘗試
坐在地上，肚臍內縮，往後躺下
滾動背部，讓雙腿和軀幹朝天直
立，用手支撐下背或以手下壓地
面。

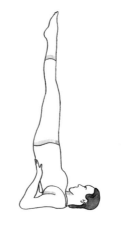

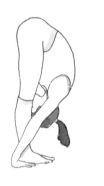

立姿前彎式

一開始先站立，雙腳併攏，或者雙腳分開，與髖部同寬。身體自髖關節向前彎，維持脊椎伸長。為強化姿勢，將雙手平放地面或置於腳踝後方。

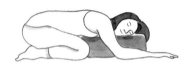

輔助嬰孩式

你可以用抱枕或枕頭墊在身體下方，讓嬰孩式的姿勢更加舒適。請休息並放鬆。

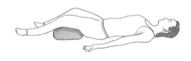

輔助攤屍式

你可以結合使用抱枕、枕頭、瑜珈沙袋或毛毯，將它們放在膝蓋、下背、手腕和頭部下方，或者肚子、眼睛或手掌上方，讓攤屍式的姿勢更加舒適。請用毛毯保暖，讓自己盡量舒適，達到深度休息。

輔助前彎式

一開始先坐著，雙臂直放身體兩側，手掌平放地面。雙腿伸到前方，腳趾朝天。身體向前彎，趴在一個大枕頭或抱枕上，讓你整個上半身放鬆。

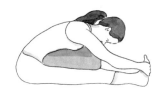

樹式

一開始先站立，將身體重量挪到右腳。抬起左腳，把腳高高置於右大腿內側，腳趾朝下。雙手以祈禱姿勢放置在心臟中心。

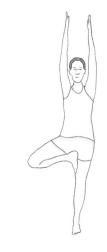

三角式

一開始先站立，兩臂展開，雙腳平行，距離三至四英呎（約 90 至 120 公分）。將右腳向外轉九十度，視線望向右手的中指。右手伸向遠處右端，手降至小腿處或手掌及地，左手朝天伸展，部一邊側壓在另一邊上方。

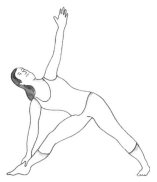

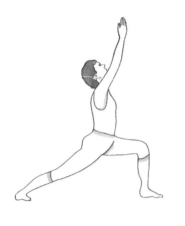

戰士一式

一開始先站立，雙腳分開，距離與髖部同寬。左腳後退四至五英尺（約 120 至 150 公分），腳固定貼地（腳趾向外轉 30 至 45 度）。右膝彎曲至九十度角，肩膀與臀部向前挺直。雙臂上揮，手掌掌心相對，維持下脊椎中立自然彎曲。視線望向上方雙手，胸口朝天向上挺。

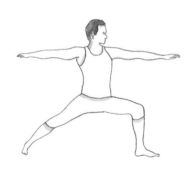

戰士二式

一開始先站立，兩臂展開，雙腳平行分開，距離四至五英尺（約 120 至 150 公分）。將右腳轉九十度，膝蓋朝前，彎曲至九十度角。左腳外緣固定平貼地面，腿保持筆直。視線望向右手中指，維持脊椎直立。

拜日式

挺胸站立，吸氣，舉起雙臂。吐氣，並且身體向前彎，雙腿保持筆直。吸氣，望向前方，雙手放在小腿上。吐氣，轉換為平板姿勢，降低膝蓋、胸部和下巴置於地面。吸氣，轉換為眼鏡蛇式或上犬式。呼氣，轉換為下犬式。維持此姿勢，呼吸五次。吸氣，雙腳踏入或跳入兩手之間的空間。吐氣進入立姿前彎式。吸氣，挺胸站立，舉起雙臂。吐氣，雙手置於身體兩側或採祈禱姿勢。

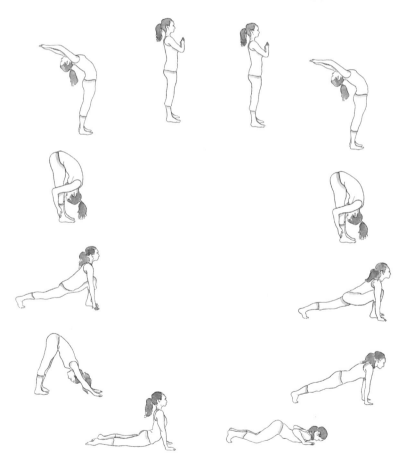

水 晶

水晶療癒是修練脈輪的有效方法。請參考以下圖片與說明，輔助你選擇最符合需求的水晶。

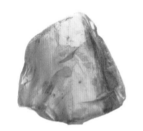

琥珀（Amber）

琥珀是強化臍輪與太陽神經叢輪的絕佳礦石。色調愈黃，愈適合太陽神經叢輪；色調愈橙，愈適合臍輪。

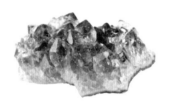

紫水晶（Amethyst）

紫水晶經常是人們學習水晶時第一個感興趣的礦石。它對應眉心輪和頂輪，具有良好的鎮靜作用，可以幫助我們發展直覺，預防超自然力的攻擊。

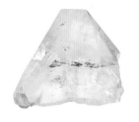

魚眼石（Apophyllite）

魚眼石通常是無色、白色或灰色，但有時出現罕見的綠色調。此一高頻振動的礦石對應頂輪，可以幫助我們增進超自然能力；它清理頂輪阻塞的效果尤佳。

海藍寶石（Aquamarine）

藍色或藍綠色的海藍寶石對應的
是喉輪。它能夠啟動喉輪，協助
我們進行清晰的溝通，在生理和
情緒層面相當具有鎮定和冷靜效
果。

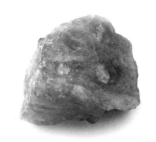

黑色電氣石
（Black Tourmaline）

黑色電氣石是接地力量強大的礦
石，對於海底輪很有助益。但它
最為人知的是首屈一指的超自然
保護力，能使所有指向你的負能
量轉向。使用建議為佩帶身上。

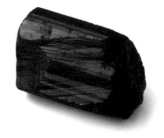

血石髓（Bloodstone）

此一礦石呈深綠色，有紅色斑
漬，對於海底輪有強化作用，能
夠協助你的身體充分接地。它是
擁有生命能量的礦石，有助於增
強耐力與體力，對於各種血液異
常也有助益。

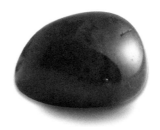

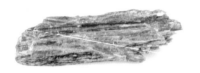

藍色藍晶石（Blue Kyanite）

藍色藍晶石是高頻振動礦石，有助於療癒喉輪。由於它也能夠開啟超自然的通道，恰好對於眉心輪亦有助益。它有明顯的長扁型片狀條紋，易於辨識。

紅玉髓（Carnelian）

紅玉髓是能夠啟動臍輪的橙色礦石。擁有暗紅色調的紅玉髓，也很適合海底輪；擁有偏黃色調者，亦可與太陽神經叢輪產生共鳴。

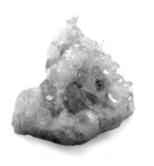

天青石（Celestite）

天青石最常見的顏色是灰藍色。它能夠啟動喉輪，不過，對於體內位置較高的脈輪（如眉心輪和頂輪）也有療癒作用。它是很適合用來接觸指導靈與天使的礦石。

白水晶（Clear Quartz）

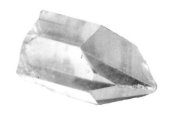

白水晶用途廣泛，適合各種脈輪，但是對於頂輪療癒特別有用。此一礦石是絕佳的擴大器，可以放在其他礦石旁邊，藉以提升療癒性能。

珊瑚（紅色）（Coral（Red））

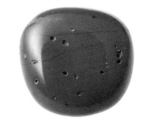

珊瑚有多種色彩，但這裡特別指出的紅色珊瑚有開啟與啟動海底輪的作用。它也可以強化身體的循環系統和骨骼，刺激新陳代謝過程，協助肌肉系統釋放雜質。

祖母綠（Emerald）

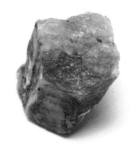

祖母綠在情緒和生理層面皆有強大的心臟療癒作用，能刺激愛、寬容、療癒與富足，最能完全代表心輪啟動的能量模式。

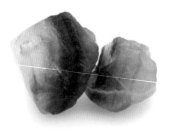

螢石（Fluorite）

螢石色彩多樣，經常在同一樣本裡就有許多顏色。無論色彩濃淡，皆有促進頭腦清醒和清理能量領域的功效。它可以根據擁有的顏色療癒各種脈輪，但最常與眉心輪有所關聯。

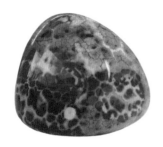

火瑪瑙（Fire Agate）

火瑪瑙與海底輪的關聯最為密切，它能夠啟動海底輪，同時也能刺激臍輪和太陽神經叢輪。它是多色礦石，以深褐色為基底色調，帶有橙色、紅色、綠色和金色閃光。

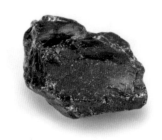

石榴石（Garnet）

石榴石的色域寬廣，但大家最常聯想到的是紅色款，它對海底輪具有良好的穩定作用。石榴石能夠協助淨化與清理生活中的混亂部位，以及治療脊椎、骨骼和血液異常。

綠方解石（Green Calcite）

方解石有許多顏色，綠色款會刺激心輪，幫助心輪清除壓力、放鬆，促進情緒平衡和與心臟的連結。

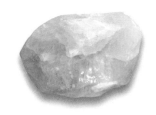

綠色藍晶石
（Green Kyanite）

綠色藍晶石將我們與心輪連結，協助我們找到內心真實，引導我們傾聽內心真實來生活。此一礦石形成扁型片狀的水晶。注意：為避免損壞，請勿使用鹽水清潔綠色藍晶石。

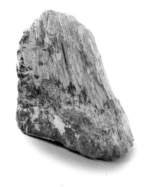

綠色電氣石
（Green Tourmaline）

綠色電氣石的顏色從粉彩綠到深橄欖色皆有。它能夠療癒心輪，是自我療癒的首選礦石之一。它可以促進與身體的平衡，亦是增強室內植栽健康的絕佳礦石。

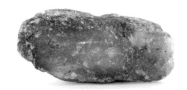

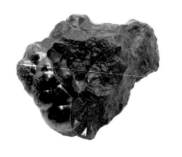

赤鐵礦（Hematite）

赤鐵礦能夠強力保護我們的海底輪，在協助物質世界的身體接地方面，或許是最有效的礦石。它很容易就能與其他接地礦石（如黑色電氣石和煙水晶）協調搭配。

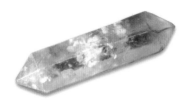

閃靈鑽
（Herkimer Diamond）

閃靈鑽通常很清澈，但可能會有內含物，或者呈現霧狀，不是完全透明無色。它能夠啟動和開啟頂輪，展現純粹的靈性內光。此一礦石能夠協助我們淨化能量領域，在冥想時保持專注。

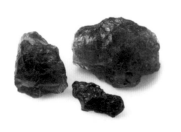

菫青石（Iolite）

菫青石通常呈紫色或有點帶藍色的淺薰衣草色。它能夠打開喉輪至頂輪的內光路徑，因此與喉輪、眉心輪和頂輪有關聯。它對於進行薩滿冥想之旅和療癒舊傷頗有功效。

玉（Jade）

玉的色彩多樣，但以綠色的樣式最為普遍。綠色玉有和諧平衡心輪的作用，是一款適合療癒心輪的礦石。它能夠促進生命力能量（也就是所謂的氣）的穩定成長。

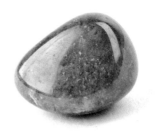

紫鋰輝石（Kunzite）

紫鋰輝石能與頂輪和心輪產生共鳴，將頭腦的能量與心的能量調整一致，協助我們穩固信仰、增強直覺、消除困惑。它能夠敞開內心迎向愛的能量。

藍晶石（Kyanite）

藍晶石有許多顏色，通常能夠療癒各種脈輪。藍色藍晶石可修練喉輪和眉心輪，綠色藍晶石則是能夠連接心輪。

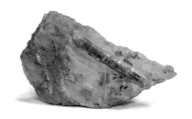

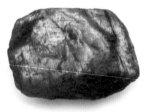

拉長石（Labradorite）

拉長石充滿綠藍色、金色、橙色、紅色，甚至偶爾有紫色的閃閃亮光。它是神奇魔力（意指我們的直覺天賦）寶石，佩帶它能夠增強與生俱來的先天能力。它能輔助所有脈輪，但對於頂輪特別有助益。

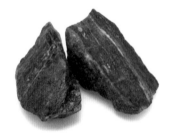

青金石（Lapis lazuli）

此一礦石能夠啟動眉心輪與喉輪，強化靈視力和預知力。色澤為深藍色，帶有金色斑點，有時是白色斑點。將它放在第三眼上，可以協助你增強理解夢境的洞察力。

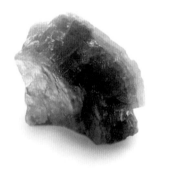

鋰雲母（Lepidolite）

鋰雲母通常是粉紅色或略帶紫色。它有啟動眉心輪和心輪的作用，但也能與所有脈輪產生共鳴，是代表寧靜和靈性淨化的礦石。帶著它進行冥想的話，可以清理各脈輪內的阻塞能量。

磁石（Lodestone）

磁石是磁鐵礦的一種，能夠強而有力地為海底輪接地。據說也有強化循環系統的作用，對於血液異常有所助益。磁石通常覆有磁鐵礦細小微粒和其他磁性礦物，很容易辨識。

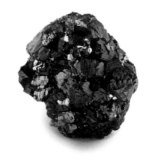

月亮石（Moonstone）

月亮石帶有藍白色光澤。它能夠向女性揭示其陰柔之力，以及幫助與女神的連結。男性使用時，它會刺激右腦，促進情緒平衡。能夠啟動頂輪。

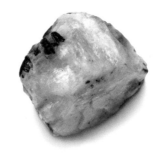

黑曜石（Obsidian）

黑色黑曜石是最常見的黑曜石類型，呈現有光澤的黑色。它能夠讓海底輪接地，強力消除我們體內與環境中的負能量。同時，它非常具有保護力，能夠淨化失諧的氣場。

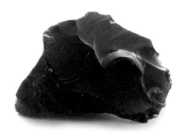

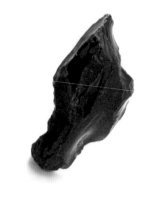

縞瑪瑙（Onyx）

縞瑪瑙有數種類型，我們最熟悉的是黑色縞瑪瑙。黑色縞瑪瑙會刺激第一脈輪，讓我們接地，與大地的電磁能量相通。它能夠鎮靜與壓縮過多的能量，從而緩解焦慮。

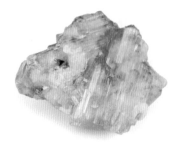

橙色電氣石
（Orange Tourmaline）

電氣石有許多類型和顏色。橙色電氣石能夠刺激臍輪，增進自由創意、生理面的直覺和性。它非常稀有，而且經常帶有黃色和紅色。

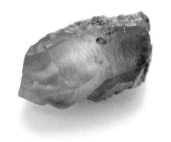

貴橄欖石（Peridot）

貴橄欖石的顏色從橄欖色到萊姆綠皆有。它有和諧心輪與太陽神經叢輪的作用，會幫助我們接收宇宙之愛，讓我們生活在各個層面得到富足。

矽鈹石（Phenacite）

矽鈹石是稀有礦物，容易被誤認為其他礦石（如石英或托帕石）。此一礦石能強力產生純淨的白光能量，以及啟動頂輪和眉心輪。

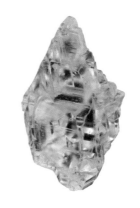

紅碧玉（Red Jasper）

紅碧玉會開啟和刺激海底輪，強力協助我們接地。此一礦石的頻率能夠刺激人們的昆達里尼能量。注意：喚起昆達里尼能量應循序漸進！

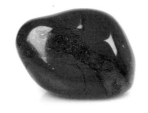

薔薇石英（Rose Quartz）

薔薇石英是代表愛的首選礦石。它能夠啟動心輪，協助我們用愛守護生命中的他人、社群、地球、宇宙、神性，以及認識自愛。它以溫和卻強有力的方式協助我們療癒內心。

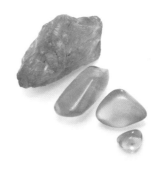

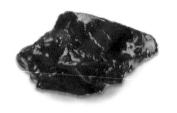

紅寶石（Ruby）

紅寶石會強力刺激海底輪，為我們的生存注入生命力和活力。如果你想啟動肉體、心智體和情緒體，請佩帶紅寶石。它能夠慢慢培養勇氣，刺激生命力能量或氣的全身流動。

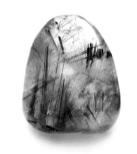

髮晶（Rutilated Quartz）

髮晶能夠與所有脈輪產生共鳴，但最常與太陽神經叢搭配。它有助於穩定情緒和心理歷程，可以用來穩定消化系統和改善營養吸收。

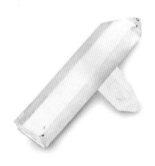

透石膏（Selenite）

透石膏能夠有效清理氣場，適合用於任何能量清除作業。它經常呈棒狀，能夠快速啟動頂輪和眉心輪。

煙水晶（Smoky Quartz）

煙水晶是具有強大接地和清理功效的礦石。它能夠啟動與開啟海底輪，清理氣場和能量系統，藉由接地的方式將負能量吸收與轉化。

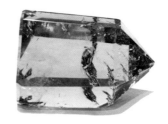

方鈉石（Sodalite）

此一深藍色礦石能夠啟動喉輪和眉心輪，協助我們敞開面對內心真實，增進溝通。它能夠減少負能量，增進正能量。聲音嘶啞和喉嚨不適可以用方鈉石來改善。

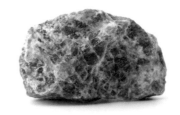

星彩藍寶石
（Star Sapphire）

星彩藍寶石能夠啟動第三眼，促進思緒集中，被稱為智慧與幸運之石。冥想時，請將它放在第三眼上來感受效果。

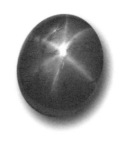

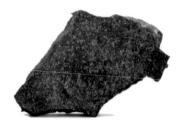

鋰鈉大隅石（Sugilite）

鋰鈉大隅石能夠強力開啟眉心輪
和頂輪。它有許多益處，具有保
護和淨化作用，能夠活絡內心與
心智，協助我們克服絕望，以及
人生無從選擇的感受。

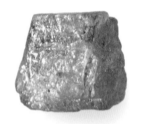

日長石（Sunstone）

日長石的命名，源於它的溫暖色
澤和映射光芒，讓人聯想到太
陽。它能夠為臍輪和太陽神經叢
輪供給能量，並且刺激自由創意
與性。

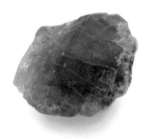

藍黝簾石（Tanzanite）

藍黝簾石能夠啟動眉心輪和頂
輪，整合心智與內心的能量，幫
助我們全神貫注在個人智慧。最
常見類型的色調為藍色至藍紫
色，有些則是金色至褐黃色。

綠松石（Turquoise）

綠松石或許是使用歷史最悠久的寶石。它能夠與喉輪產生共鳴；若是與眾人分享自身感受時會覺得羞怯，佩帶它可以增生力量。它是祈求寬恕之石。

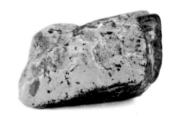

白色托帕石（White Topaz）

白色托帕石又名無色托帕石，能夠刺激頂輪，協助我們鍛鍊自身的超自然和直覺天賦。若有人由於恐懼而難以吐實，或者需要知曉個人內心真實，白色托帕石會有所助益。

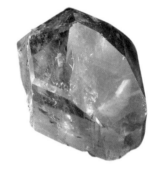

黃瑪瑙（Yellow Agate）

黃瑪瑙有和諧太陽神經叢輪的作用，幫助我們培養勇氣、自信和力量。它也有助於改善消化問題（如食物過敏和新陳代謝），以及增強專注度與記憶力。

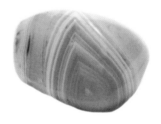

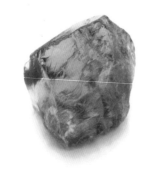

黃水晶（Yellow Citrine）

黃水晶的色調從淡黃色到幾近橙色皆有，有的還帶有些許褐色。黃水晶能夠刺激太陽神經叢輪，增強我們的意志，並有強力淨化中樞的作用。

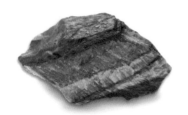

黃虎眼石
（Yellow Tiger's eye）

黃虎眼石能夠刺激眉心輪。它是代表活力、實用性、頭腦清晰和身體行動的礦石，協助我們回應生活的需求和挑戰，同時維持能量接地。

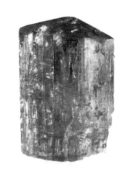

黃色托帕石（Yellow Topaz）

黃色托帕石能夠啟動太陽神經叢輪，堅實強化我們的意志，協助我們表明所想開創的生活，以及緩解壓力和焦躁不安。

常見症狀與病痛
索引

生理症狀

059　成癮

060　腎上腺疲勞

062　厭食症與暴食症

063　氣喘與過敏

064　背部疼痛

065　癌症

068　便祕

068　憂鬱症

069　消化問題

070　疲勞

073　頭痛

073　痔瘡

074　髖部疼痛

074　不孕

075　頸部疼痛／顳顎關節
　　　（TMJ）疼痛

076　腿部疼痛

077　頸部疼痛

078　神經病變

079　坐骨神經痛

080　性虐待

082　鼻竇疼痛

082　性傳染疾病

083　皮膚問題

083　胃部疼痛與異常

085　甲狀腺異常

086　子宮肌瘤與卵巢囊腫

086　體重問題

心理症狀

060　憤怒

062　焦慮

066　共依附症

067　衝突

069　與自我和他人斷絕連結

071　恐懼

071　悲痛

072　罪惡感

076　孤獨

078　恐慌發作

080　自我憎恨

081　差恥感

084　壓力

資料來源 •••••••
R E S O U R C E S

Brennan, Barbara Ann. *Hands of Light: A Guide to Healing Through the Human Energy Field*. New York, NY: Bantam Books, 1988. A thorough resource on the dynamics of energy in the human energy field, including the human aura, and tools to develop the healer.

Bruyere, Rosalyn L. *Wheels of Light: Chakras, Auras, and the Healing Energy of the Body*. Simon and Schuster, 1994. An insightful understanding of the energy body, vibration, and chakras for healers and those looking to heal.

Hay, Louise L. *You Can Heal Your Life*. Hay House, Inc., 1999. A classic, thoughtful manual on healing yourself through self-love and transforming your thought processes.

Judith, Anodea, PhD. *Wheels of Life: The Classic Guide to the Chakra System*. Llewellyn Publications, 1999. A classic, in-depth exploration of the chakra system.

Melody. *Love Is in the Earth: A Kaleidoscope of Crystals*. Wheat Ridge, CO: Earth-Love Publishing House, 1995. A comprehensive resource on the metaphysical properties of crystals.

Mercier, Patricia. *Chakras: Balance Your Body's Energy for Health and Harmony*. Godsfield Press, 2000. Provides basic groundwork to understanding the chakra system.

Myss, Caroline. *Anatomy of the Spirit: The Seven Stages of Power and Healing*. New York, NY: Harmony Books, 1996. Dr. Myss draws upon three spiritual traditions—the Hindu chakras, the Christian sacraments, and the Kabbalah's Tree of Life—to describe a model of the body's seven centers of spiritual and physical power.

Simmons, Robert, and Naisha Ahsian. *The Book of Stones: Who They Are and What They Teach*. North Atlantic Books, 2007. A comprehensive crystal text.

Wauters, Ambika. *Chakras and Their Archetypes: Uniting Energy Awareness and Spiritual Growth*. The Crossing Press, 1997. Covers the positive and negative archetypes of each chakra.

參考文獻
R E F E R E N C E S

Brennan, Barbara Ann. *Hands of Light: A Guide to Healing Through the Human Energy Field*. New York, NY: Bantam Books, 1988.

Fennell, Alexander B., Erik M. Benau, and Ruth Ann Atchley. "A Single Session of Meditation Reduces Physiological Indices of Anger in Both Experienced and Novice Meditators." *Consciousness and Cognition* 40 (February 2016):54–66. doi: 10.1016/j.concog.2015.12.010.

Hay, Louise L. *You Can Heal Your Life*. Carlsbad, CA: Hay House, Inc., 1999.

Judith, Anodea, PhD. *Wheels of Life: The Classic Guide to the Chakra System*. Woodbury, MN: Llewellyn Publications, 1999.

Mayo Clinic. "Diseases and Conditions: Cancer. Risk Factors." Accessed September 21, 2016. www.mayoclinic.org/diseases-conditions /cancer/basics/risk-factors/con-20032378.

Mayo Clinic. "Diseases and Conditions: Hemorrhoids." Accessed September 21, 2016. www.mayoclinic.org/diseases-conditions/hemorrhoids /home/ovc-20249172.

Mayo Clinic. "Diseases and Conditions: Uterine Fibroids." Accessed September 21, 2016. www.mayoclinic.org/diseases-conditions /uterine-fibroids/home/ovc-20212509.

Melody. *Love Is in the Earth: A Kaleidoscope of Crystals*. Wheat Ridge, CO: Earth-Love Publishing House, 1995.

Mercier, Patricia. *Chakras: Balance Your Body's Energy for Health and Harmony*. New York, NY: Godsfield Press, 2000.

Simmons, Robert, and Naisha Ahsian. *The Book of Stones: Who They Are and What They Teach*. Berkeley, CA: North Atlantic Books, 2007.

Wauters, Ambika. *Chakras and Their Archetypes: Uniting Energy Awareness and Spiritual Growth*. Berkeley, CA: The Crossing Press, 1977.

致謝辭 ••••••

ACKNOWLEDGMENTS

謹向我的病人和學生表達感謝，他們有極大的勇氣，願意敞開心胸，同意我在療癒旅程上予以協助，而且他們每天都教我一點有關自我的新東西。謝謝家人和先祖們的支持。謝謝珍·蘇培史塔（Jenn Lee Superstar）和潔絲·布萊克（Jess Blake）提供本書專業的瑜珈意見。謝謝馬克·吉安（Marc Gian）教導我精油療法的智慧，以及它與傳統中醫和脈輪的關聯。謝謝勞倫·杜比（Lauren Dobey）在本書初期階段的指引，以及對我的鼓勵。謝謝瑪麗亞·拉雅史密斯（Maria Socorro Laya-Smith）和芭芭拉·法蘇洛（Barbara Fasulo）老師開啟我對靈氣能量的認識。謝謝凱特·柔耶（Kate Anjahlia Loye）告訴我自己與女王眼鏡蛇和古埃及書寫女神賽夏特（Seshet）的獨特連結，祂們的智慧協助我寫出本書。感謝我的夥伴史黛西·阿洛瑪（Stacey Alomar），謝謝她在我創作本書時給予我支援，並且代我將海底輪接地。最後，我很感謝喚醒我的靈性，以及作為我們通往光之絕佳傳送門的脈輪系統。

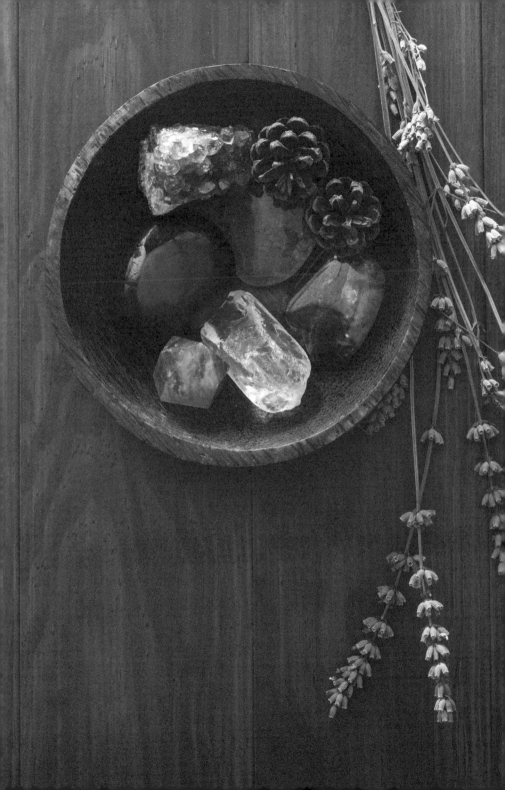

國家圖書館出版品預行編目 (CIP) 資料

快速學會！脈輪療癒實作指南：亞馬遜銷售 No.1，一次學會精油、
冥想、瑜珈、水晶等 6 種技巧／瑪格麗塔‧阿爾坎塔拉（Margarita
Alcantara）著；賴姵瑜翻譯. -- 初版. -- 新北市：大樹林, 2020.11
　　面；　公分. --（自然生活；41）
譯自：Chakra healing : a beginner's guide to self-healing techniques that
balance the Chakras
ISBN 978-986-99154-5-8（平裝）
1.另類療法 2.心靈療法
418.995　　　　　　　　　　　　　　　　　109014463

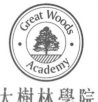

大樹林學院

www.gwclass.com

最新課程 New!
公布於以下官方網站

Natural Life 自然生活 41

快速學會！脈輪療癒實作指南：

亞馬遜銷售 No.1，一次學會精油、冥想、瑜珈、水晶等 6 種技巧

作　　者／瑪格麗塔‧阿爾坎塔拉（Margarita Alcantara）
翻　　譯／賴姵瑜
編　　輯／王偉婷
排　　版／菩薩蠻電腦科技有限公司
校　　對／12 舟

大樹林学苑─微信

出 版 者／大樹林出版社
營業地址／235 新北市中和區中山路二段 530 號 6 樓之 1
通訊地址／235 新北市中和區中正路 872 號 6 樓之 2
　　　　　　電話／(02) 2222-7270　傳真／(02) 2222-1270
網　　站／www.guidebook.com.tw
E－mail／notime.chung@msa.hinet.net
FB 粉絲團／www.facebook.com/bigtreebook

總 經 銷／知遠文化事業有限公司
地　　址／222 深坑區北深路三段 155 巷 25 號 5 樓
電　　話／（02）2664-8800　傳真／(02) 26648801
本版印刷／2023 年 5 月

課程與商品諮詢

大樹林學院 ─ LINE

定價：350 元　ISBN /978-986-99154-5-8

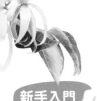

Natural Life 書系

新手入門

史上最簡單！
精油調香聖經

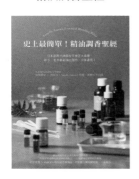

新書簡介

日本銷售第一的
芳香療法聖經

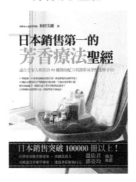

新書簡介

史上最強！
精油配方大全

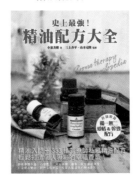

新書簡介

情緒芳療

正念芳療

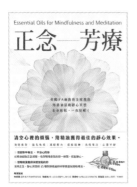

新書簡介

情緒紓壓：
英國巴赫花精療法

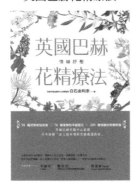

新書簡介

情緒療癒芳香療法聖經

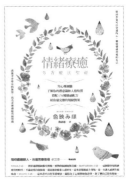

新書簡介

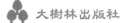
大樹林出版社

調養體質

零基礎學漢方芳療

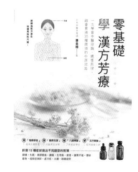

新書簡介

24 節氣・經絡芳療自癒全書

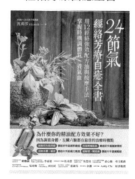

新書簡介

快速學會中醫芳療

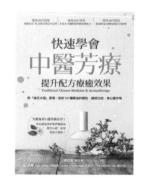

新書簡介

專業指南

破解精油

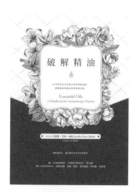

新書簡介

成功調製芳香治療處方

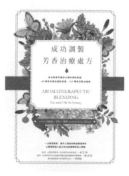

新書簡介

英國 IFA 芳香療法聖經

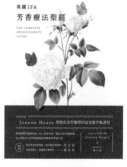

新書簡介